W0089156

Christina Zacker und Caroline Bayer

Apfelessig

**Natürlich gesund und schlank mit dem erfrischenden
Fruchtelixier**

Originalausgabe

WILHELM HEYNE VERLAG
MÜNCHEN

Umwelthinweis:
Dieses Buch wurde auf
chlor- und säurefreiem Papier gedruckt.

13. Auflage

Copyright © 1997 by Wilhelm Heyne Verlag GmbH & Co. KG, München
Printed in Germany 1998
Redaktion und Betreuung: Christine Proske (Ariadne Buchkonzeption)
Umschlagillustration: Elmar Kohn, Landshut
Umschlaggestaltung: Atelier Adolf Bachmann, Reischach
Satz: DTP/Walleitner
Druck und Bindung: Presse-Druck Augsburg

ISBN 3-453-13639-X

Inhalt

Vorwort

Schon von unseren Großeltern hörten wir oft den Satz »Sauer macht lustig«, wenn uns ein Apfel nicht süß genug war. Und wir sagen das auch heute noch zu unseren Kindern, ohne genau darüber nachzudenken, was das Sprichwort wirklich bedeutet.

Diese alte Weisheit enthält sehr viel Wahres – man muß sich nur die Wirkung des sauren Apfelessigs auf unseren Organismus ansehen: Schon der geringste Zusatz von Essig in unseren Speisen und Getränken kann die Stimmung heben, uns von dumpfen Gedanken befreien sowie den Körper vitalisieren und erfrischen. Die wertvollen Inhaltsstoffe des Apfelessigs fördern in jedem Fall unsere Gesundheit: Sie bringen den gesamten Stoffwechsel unseres Körpers in Schwung und verbessern die Durchblutung.

Als altbewährtes Hausmittel verwendeten schon unsere Großmütter und Urgroßmütter Apfelessig gegen alle möglichen Arten von Beschwerden. Doch die moderne Schulmedizin tat solche Heilmethoden als Aberglaube ab, selbst dann, wenn sie über Generationen hinweg erprobt waren und eindeutige Erfolge erzielten. Die Wahrheit überlieferter Heilerfahrungen ist selten durch wissenschaftliche Untersuchungen bewiesen. Doch in den letzten Jahren zeigt sich immer öfter: Die Wissenschaft bestätigt viele der alten Hausmittel.

Sicher ist der Apfelessig kein Wunder- oder gar Allheilmittel. Er hat sich aber im Laufe der Jahrhunderte als gehaltvolles und naturreines Nahrungsmittel mit stark gesundheitsfördernder Wirkung erwiesen.

Apfelessig wirkt als Heilmittel

Die wertvollen Inhaltsstoffe des Apfelessigs beeinflussen den menschlichen Organismus besonders günstig. Für die Gesundheitspflege ist der Apfelessig ein ideales Mittel: Er beugt Krankheiten vor und hilft auf besonders schonende Weise. Eine Mischung aus Apfelessig, Wasser und Honig kuriert viele leichte Beschwerden. So hilft sie bei Verdauungs- und Stoffwechselstörungen, senkt den Cholesterinspiegel und unterstützt so manche Diät. Zudem erleichtert sie das Abhusten bei Erkältungen. Apfelessig wirkt aber auch antibakteriell und entzündungshemmend: Speziell diese Eigenschaften spielten früher bei der Wundbehandlung eine große Rolle.

Apfelessig ist ein Schönheitsmittel

Im kosmetischen Bereich findet der Apfelessig Verwendung als natürliches Pflegemittel, denn er wirkt günstig auf den Säuremantel der Haut. In vielen Rezepten ist er ein wichtiger Bestandteil: bei Gesichtslotionen, Badezusätzen, Mundwasser oder Haarspülungen. Speziell gegen Schuppenbildung schätzt man die rasche Wirkung des Apfelessigs.

Die moderne High-Tech-Medizin setzt Arzneimittel der Pharmaindustrie in größerem Umfang ein als je zuvor. Der Verlauf jeder Krankheit wird genau erforscht, diagnostiziert und gesteuert. Leiden und Seuchen, gegen die man früher machtlos war, sind fast ausgerottet. Doch viele Menschen erkennen heutzutage, daß Tabletten, Dragees, Tropfen und teure Salben gesundheitliche Beschwerden oft nicht lindern oder beheben können. Im Gegenteil: Sie verursachen häufig eine Reihe unerwünschter Nebenwirkungen. Schon deshalb greifen viele Menschen wieder zu den alten Hausrezepten.

Sie finden in diesem Buch viele Ratschläge rund um das natürliche Heilmittel Apfelessig, die schon seit langem von Generation zu Generation überliefert werden und sich bewährt haben: Dazu gehört auch eine Anleitung für die eigene Essigherstellung. Der große Mittelteil beschäftigt sich mit den Krankheiten und Beschwerden, die man mit Apfelessig lindern oder sogar heilen kann. Diese Gesundheitsstörungen finden Sie von A bis Z aufgelistet. Der Schlußteil nennt viele Tips für die Schönheit und leichteres Abnehmen.

Sie können dieses Buch in doppelter Hinsicht verwenden. Zum einen empfiehlt es sich natürlich, es einmal ganz durchzulesen, um die Geheimnisse des Apfelessigs zu ergründen. Doch es eignet sich auch als kleine Hausapotheke. Wenn bei Ihnen oder Ihrer Familie gesundheitliche Störungen auftreten, schlagen Sie in Kapitel 5 das entsprechende Stichwort nach, und schon haben Sie ein Rezept zur Linderung oder Heilung der Beschwerden zur Hand. In jedem Fall werden Sie feststellen, daß der Apfelessig nicht einfach nur ein saurer Saft zum Würzen von Speisen und Salaten ist: Apfelessig kann viel mehr – und das werden Sie schnell entdecken!

Trotzdem zu Beginn noch ein wichtiger Hinweis: Klären Sie gesundheitliche Beschwerden in jedem Fall zunächst mit Ihrem Hausarzt ab, bevor Sie eine Eigentherapie beginnen.

1. Wie entsteht Essig?

Das Geheimnis der Weinherstellung war bereits 3500 v. Chr. in Vorderasien und Ägypten bekannt. Und ebenso lange kämpfen die Menschen mit dem größten Problem bei diesem Prozeß: Anstatt des vollmundigen, köstlichen Getränks kann sich auch ein ausgesprochen saurer Saft entwickeln – der Essig. Doch sehr bald erkannten die Menschen, daß auch diese scharfe Flüssigkeit ihre guten Eigenschaften besitzt.

Bereits im Altertum wurde Essig zur Konservierung von Fleisch und Gemüse sowie als Arzneimittel verwendet. Bis zur Entdeckung der Mineralsäuren stellte er auch das einzige Mittel dar, um Metalle zur Herstellung pharmazeutischer Mittel in Lösung zu bringen. Bei den Römern nannte man den Essig »*acetum*«, abgeleitet von »*acidus*« (sauer). Die Legionäre löschten ihren Durst bevorzugt mit einem Gemisch aus Wasser und Essig. Dieses Getränk diente außerdem auch zur Vorbeugung gegen Krankheiten.

Über die Herstellung des Essigs hatte man bis ins Mittelalter hinein geringe Kenntnisse. Man überließ das Säuern mehr oder weniger dem Zufall. Erst im Laufe der Zeit wurde der genaue Prozeß erkundet und immer professioneller durchgeführt.

Zunächst ließ man Tonkrüge mit gesüßtem Traubensaft einfach offen stehen. Die in der Luft vorhandenen natürlichen Hefepilze gelangten in die Flüssigkeit, diese fing an zu gären – und wurde zu Wein. Ließ man diesen weiterhin unbedeckt, wandelten Essigsäurebakterien den Alkohol in Essigsäure um.

Trotzdem blieb das Endergebnis immer ein Risiko: Man wußte nie, wie der Essig schmecken würde. Schon deshalb stellten und stellen die Rezepte guter Essigsorten damals wie heute ein wohlgehütetes Familiengeheimnis dar. Ein guter Essig ist immer eine wertvolle Rarität. Auch bei uns sind viele Winzer dazu übergegangen, aus den unterschiedlichsten Rebsorten köstliche Essige herzustellen.

Im Grunde genommen läßt sich alles, was Alkohol enthält, durch die Einwirkung der in der Luft befindlichen Essigsäurebakterien zu Essig vergären. Auf natürliche Weise können so die unterschiedlichsten Essigsorten entstehen.

Was ist Essig?

Der saure Geschmack des Essigs entsteht durch die Essigsäure. Sie verleiht ihm auch seine konservierende und antiseptische Wirkung. Die Essigsäure wiederum ist vergorener Alkohol, der durch den Gärungsvorgang unter Mitwirkung von Essigbakterien entsteht.

Man kann Essig auch künstlich aus Acetylen herstellen. In reiner Form oder in wenig verdünnter Konzentration wirkt die Essigsäure sehr stark ätzend. Eine derartige Essenz eignet sich ausschließlich zum Putzen oder Entkalken!

Um den Geschmack von Essig kennen und schätzen zu lernen, sollten Sie nur Gärungsessig einer guten Marke kaufen. Von allem anderen wären Sie enttäuscht. Gerade den Apfelessig gibt es zu sehr unterschiedlichen Preisen, denn die Qualität der Rohstoffe bestimmt die Güte des Endprodukts. Kaufen Sie ihn am besten in einem Reformhaus oder Bioladen, denn so können Sie sicher sein, daß die Früchte für die Herstellung des Essigs aus biologischem Anbau stammen. Nur dann kann man den Apfelessig unbedenklich für die Gesundheits- und Schönheitspflege, für Salate, Geflügel- und Fischgerichte verwenden.

2. Welche Inhaltsstoffe enthält Apfelessig?

Einem amerikanischen Arzt ist es zu verdanken, daß der Apfelessig als Heilmittel in der Volksmedizin populär geworden ist: Dr. De Forest Clinton Jarvis (1881-1945). Er gilt als Wiederentdecker der Heilwirkung von Apfelessig. Als Facharzt für Hals-, Nasen-, Ohren- und Augenkrankheiten befaßte er sich von Jugend an mit den Heilmethoden der Volksmedizin, mit Naturheilmitteln aus Blättern, Kräutern und Früchten.

Seinen Patienten gab Dr. Jarvis folgende Empfehlung an die Hand: »Ein Glas Wasser, zwei Teelöffel Apfelessig und zwei Teelöffel Honig jeden Morgen auf nüchternen Magen schluckweise trinken.« Dieses sehr einfache Rezept wird mittlerweile von vielen Menschen befolgt. Trotzdem raten manche Mediziner davon ab, ein Leben lang tagtäglich Apfelessig zu trinken. Vielmehr sollte man das saure Naturheilmittel nur von Zeit zu Zeit nach Bedarf und wohldosiert einnehmen.

Der handelsübliche Essig enthält in der Regel fünf bis 15,5 Gramm Essigsäure pro 100 Kubikzentimeter (0,1 Liter). Nur in dieser Verdünnung entfaltet die Säure ihre wohltuende Wirkung, ohne zu schaden. Nun ist aber Essig nicht gleich Essig. Es gibt hier gravierende Unterschiede.

Eine wichtige Rolle spielt das Obst, das als Rohstoff verwendet wird. Beim Apfelessig sind dies natürlich die Äpfel. Fast alle Inhaltsstoffe, die sich in einem Apfel befinden, gehen auch in den Apfelessig über. Nur ein Beispiel: 100 Gramm frische Äpfel enthalten mit der Schale bis zu 140 Milligramm Kalium. In 100 Gramm naturtrübem Apfelessig befindet sich in etwa die gleiche Menge Kalium.

In bezug auf die Qualität müssen Sie auch darauf achten, ob es sich bei dem Apfelessig, den Sie verwenden, um die reine Form handelt oder um einen billigen Verschnitt, dem künstlich hergestellte Essigsäure beigemischt wurde. Reiner Apfelessig entsteht durch Gärung: Kommt Apfelmost mit Essigsäurebakterien in Berührung, wandeln diese den Alkohol in Essigsäure um. Der Alkoholgehalt liegt danach nur noch bei unter 0,2 Prozent.

Sicher reicht es auch, wenn Sie einfach eine Flasche Wein (zum Beispiel Apfelwein) lange genug offen stehen lassen: Zwei Wochen im Sommer würden genügen, und Sie hätten Essig in der Flasche. Die professionellen Essighersteller helfen dem Vorgang der Essiggärung jedoch mit speziell kultivierten Essigbakterienstämmen nach, da diese den gesamten Ablauf der Produktion beschleunigen.

Besonders guter Apfelessig, der ganz natürlich aus Obst hergestellt wurde, enthält zusätzlich zu seinem sauren Geschmack noch ein besonderes Aroma. Dieses beruht auf anderen Bestandteilen – hauptsächlich auf flüchtigen Estern.

Ester (**Essig*äther***) sind eine chemische Klasse organischer Verbindungen, die unter der Abspaltung von Wasser aus Alkohol und organischen Säuren entstehen. Die Getränkeindustrie verwendet Ester als synthetische Fruchtessenzen.
Wenn Essig auf natürliche Weise hergestellt wird, entstehen sie beim Gärungsprozeß. Dem Apfelessig verleihen sie sein fruchtiges Aroma.

Häufig wird Apfelessig fälschlicherweise mit Obstessig gleichgesetzt. Doch Apfelessig wird ausschließlich aus Äpfeln hergestellt – ohne den Zusatz von Birnen oder anderen Früchten. Den besonders guten Geschmack ergeben süße Äpfel. Saure eignen sich nicht für die Herstellung von Essig.

Eine Studie wies bei der Verdunstung von Essig mehr als 90 verschiedene Inhaltsstoffe nach. Darunter befinden sich 13 Karbolsäuren, viele Aldehyde, 29 Ketone, 18 Alkoholarten und acht Essigester. In einer Konzentration von vier bis fünf Prozent enthält der Apfelessig neben den Rohstoffen Essigsäure und Apfelwein:

■ Calcium
■ Chlor
■ Eisen

- Fluor
- Kalium
- Kupfer
- Magnesium
- Natrium
- Pektine
- Phosphor
- Beta-Carotin
- Schwefel
- Silicium
- Vitamin A
- Vitamin B1
- Vitamin B2
- Vitamin B6
- Vitamin C
- Vitamin E
- Vitamin P oder Rutin

Apfelessig enthält eine ganze Menge wichtiger Nährstoffe, deren wichtigste Funktionen im menschlichen Körper im folgenden kurz erläutert werden (in den Klammern ist jeweils der mittlere Tagesbedarf eines Erwachsenen angegeben):

Calcium (900 Milligramm)
Calcium ist wichtig für den Aufbau der Knochen und die Bildung von Zahnschmelz und Zahnbein. Es unterstützt die Erregbarkeit der Nerven und nimmt einen wesentlichen Einfluß auf

die Durchlässigkeit der Zellwände. Eine wichtige Rolle spielt es bei der Blutgerinnung und somit bei der Wundheilung. Auch für die Hormonproduktion in den Nebennieren ist Calcium sehr bedeutsam.

Chlor (zwei bis vier Gramm)

Chlor spielt bei der Bildung der roten Blutkörperchen eine wichtige Rolle. Es regelt zusammen mit Natrium den osmotischen Druck außerhalb unserer Zellen.

Eisen (ein Milligramm)

Eisen sorgt für den Transport von Sauerstoff im Blutkreislauf. Zudem ist es an der Synthese unterschiedlicher Verbindungen beteiligt, die wichtige Körperfunktionen steuern (etwa die Atmung und den Abbau von Wasserstoffperoxid).

Fluor (ein Milligramm)

Fluor härtet den Zahnschmelz und sorgt für den Aufbau von Knochen und Zähnen. Zudem trägt es zur Kariesprophylaxe bei. Bei Schwangeren kann Fluor auch gegen die sogenannte Schwangerschaftsanämie vorbeugen.

Kalium (zwei Gramm)

Kalium ist an der Vermittlung von Nervenimpulsen beteiligt. Außerdem aktiviert es viele Enzymsysteme in unserem Körper und fördert die Umwandlung von Zucker (Glukose) in Energie. Zusammen mit Magnesium ist Kalium sehr wichtig für die Zell-

arbeit (speziell für den osmotischen Druck), und es unterstützt
außerdem die regelmäßige Herztätigkeit.

Kupfer (1,5 bis drei Milligramm)
Kupfer ist wesentlich beteiligt am Funktionieren des Stoffwechsels und Bindegewebsstoffwechsels sowie am Transport von Eisen. Zudem trägt es zur Beseitigung der sogenannten Freien Radikale bei.

Magnesium (300 Milligramm für Frauen, erhöhter Bedarf in der Stillzeit, 350 Milligramm für Männer)
Magnesium aktiviert viele Enzyme des Protein- und Kohlenhydratstoffwechsels in unserem Körper. Magnesium macht es möglich, daß unsere Nerven Befehle an die Muskeln übertragen. Eine wichtige Rolle spielt es zudem beim Aufbau von Knochen und Sehnen.

Natrium (bis zu zehn Gramm)
Natrium spielt eine Rolle bei der Reizbarkeit und Kontraktion der Muskeln. Es regelt den osmotischen Druck außerhalb der Körperzellen. Zudem trägt es zur Resorption von Zuckern und Aminosäuren bei und übernimmt eine wichtige Aufgabe im Säure-Basen-Haushalt. Natrium aktiviert außerdem einige Enzyme.

Pektine
Pektine sind sehr quellfähige, kohlenhydratähnliche Stoffe, die besonders in saurem Obst – wie Äpfeln – enthalten sind. Pekti-

ne sollen den Cholesterinspiegel senken, vor allem den des schädlichen LDL-Cholesterins. Sie beugen Kreislaufstörungen und Adernverkalkung vor. Da sie nicht wasserlöslich sind, werden Pektine nicht direkt ausgeschieden und bleiben so als Ballaststoff relativ lange in unserem Körper.

Phosphor (1,4 Gramm)

Phosphor ist sehr wichtig für den Aufbau von Knochen und Zähnen. Phosphorverbindungen zählen als Bausteine der Nucleinsäuren zu den wichtigsten Elementen der Zellen. Außerdem unterstützt Phosphor die Funktion des Stoffwechsels. Daneben wird er für die Energiegewinnung und -verwertung gebraucht.

Beta-Carotin

Beta-Carotin ist ein Provitamin A. In den Zellen fängt es die sogenannten Freien Radikale ein.

Schwefel (ein bis 1,5 Gramm)

Schwefel ist wichtig für die Bildung von Hormonen, für schöne Haut, gesunde Nägel und glänzendes Haar. Er hilft auch bei der Entgiftung unseres Körpers.

Silicium (fünf bis dreißig Milligramm)

Silicium übt eine wichtige Funktion im Bindegewebe und in den Knorpeln aus, auch in der Aorta und an den Gelenkköpfen, Sehnen, in Haut und Hornhaut.

Vitamin A (0,8 Milligramm für Frauen, erhöhter Bedarf während der Stillzeit, ein Milligramm für Männer)

Vitamin A sorgt für geschmeidige, gesunde Haut, für widerstandsfähige Schleimhäute im ganzen Körper. Auch unterstützt es die Wachstumsvorgänge. Besondere Bedeutung hat das Vitamin A für die Kraft der Augen, da es an der Bildung des Sehpurpurs beteiligt ist. Zudem sorgt es für den Erhalt der Infektionsabwehr.

Vitamin B1
(1,1 Milligramm für Frauen, 1,3 Milligramm für Männer)

Vitamin B1 wird auch Thiamin genannt. Es spielt eine ganz zentrale Rolle bei der Energiegewinnung und im Kohlenhydratstoffwechsel. Deshalb ist es für das Funktionieren von Organen und Geweben, vor allen Dingen von Nervenzellen und Muskeln, unentbehrlich.

Die Einnahme von Vitamin B1 hat sich außerdem zur Abschreckung von Mücken bewährt.

Vitamin B2
(1,5 Milligramm für Frauen, erhöhter Bedarf in der Stillzeit, 1,7 Milligramm für Männer)

Vitamin B2 wird auch Riboflavin genannt. Es ist wichtig für die Energiegewinnung aus Kohlenhydraten, Fetten und Aminosäuren. Wenn Sehstörungen und Augenentzündungen durch Fehlernährung auftauchen, hat das Vitamin ebenfalls gute Wirkung gezeigt, wobei die genaue Ursache hierfür noch nicht erforscht ist.

Vitamin B6
(1,6 Milligramm für Frauen, 1,8 Milligramm für Männer)

Die Stoffe Pyridoxin, Pyridoxamin sowie Pyridoxal werden unter dem Begriff Vitamin B6 zusammengefaßt. Dieses Vitamin spielt eine Rolle beim Stoffwechsel der Aminosäuren. Es stärkt die Immunabwehr, unterstützt die Funktionen des Zentralnervensystems und hilft bei der Entwicklung des roten Blutfarbstoffes.

Vitamin C (75 Milligramm)

Vitamin C, auch Ascorbinsäure, ist das wohl bekannteste Vitamin. Da es der Mensch im Unterschied zu den meisten Tieren und Pflanzen nicht selbst herstellen kann, muß er es dem Körper mit der Nahrung zuführen. Vitamin C ist wichtig für das Bindegewebe, die Knorpelbildung und das Wachstum der Knochen. Zudem unterstützt es die Heilung bei Knochenbrüchen und Wunden. Vitamin C schützt außerdem vor Infektionen und stärkt die Immunabwehr.

Vitamin E (zwölf Milligramm)

Vitamin E wirkt stärkend auf Herz und Kreislauf. Es gilt als »Antioxidations-Vitamin«, das heißt, es schützt die Körperfette vor Oxidation. Es stabilisiert die Zellen und die Zellwände.

Vitamin P oder Rutin (50 Milligramm)

Rutin zählt zu den Bioflavonoiden und sorgt für gesundes Zahnfleisch, bekämpft Entzündungen und Allergien. Vitamin P steigert die Wirksamkeit von Vitamin C.

Schon allein diese Liste sollte Sie ermuntern, Apfelessig für Salate zu verwenden oder jeden Morgen den Trunk nach dem Rezept von Dr. Jarvis zu sich zu nehmen. Allein dadurch führen Sie Ihrem Körper bereits eine ganze Reihe von Mineralstoffen und Vitaminen zu, die für ihn überlebenswichtig sind.

3. Wie wird Apfelessig industriell hergestellt?

Die Grundlage eines guten Apfelessigs ist Apfelmost, also Apfelsaft, in dem sich Alkohol gebildet hat. Je süßer und zuckerhaltiger die Äpfel sind, desto mehr Alkohol entsteht im Most und um so leichter bildet sich die Essigsäure.

Das Wichtigste beim Apfelessig ist die gute Qualität der Rohstoffe: Sie bestimmt die Güte des Endprodukts. Besonders schmackhaft sind die kleinen, aromatischen Mostäpfel, die als ganze Früchte in die Mostpressen kommen. Die Qualität des Apfelessigs fällt um einiges schlechter aus, wenn der Most aus Apfelabfällen, Schalen, Stengeln und Kerngehäusen gemacht wird. Die Preise für Apfelessig variieren stark: Bei teuren Marken sollten Sie darauf achten, daß ausschließlich Früchte aus biologisch-dynamischem Anbau verarbeitet wurden, denn nur dann ist der hohe Preis gerechtfertigt.

Bei der industriellen Herstellung wird der Apfelessig häufig zu stark gefiltert oder sogar destilliert, das heißt, man läßt ihn verdampfen und bringt ihn später in speziellen Kühlröhren wieder zum Niederschlag. Bei diesem Verfahren verliert er viele seiner wichtigen Inhaltsstoffe. Es entsteht ein klarer Apfelessig ohne jede Trübung, der arm an Vitaminen, Mineralstoffen, Spurenelementen und Enzymen ist.

Beim Kauf von Apfelessig sollten Sie unbedingt auf die Inhaltsstoffe achten. Dabei dürfen Sie nicht nach der Optik gehen. Gerade beim Apfelessig sollte man kein klares und reines Produkt bevorzugen. Qualitativ hochwertiger Apfelessig ist dunkel, trüb und oft mit einer Schaumkrone oder einem Bodensatz versehen. Je weniger künstliche Behandlung der Apfelessig erfahren hat, desto reichhaltiger ist er an Inhaltsstoffen und um so besser nützt er unserer Gesundheit, unserer Schönheit und unserer schlanken Linie.

Für die Herstellung von Apfelessig gibt es unterschiedliche Methoden:

- Man kann als Essiggrundlage Apfelwein verwenden, den man jahrelang in Holzfässern lagert. Anschließend vergärt man den Apfelwein in Glasballons mit speziellen Essigbakterienkulturen.

- Das Orléans-Verfahren, auch Oberflächengärungsverfahren genannt, ist die bekannteste Methode zur Essigherstellung. Es stammt, wie der Name schon sagt, aus Orléans. Aufzeichnungen aus dem 17. Jahrhundert zeigen, daß es sich um eines der ältesten industriellen Herstellungsverfahren handelt.

Bei diesem Verfahren werden liegende Eichenfässer etwa zur Hälfte mit Apfelmost gefüllt und anschließend mit etwas Essig als Bakterienüberträger versetzt. Der nötige Sauerstoff zur Essiggärung strömt durch die Löcher in den oberen Faßteilen. Den Schaum, der sich bald darauf an der Oberfläche der Flüssigkeit bildet, nennt man Essigmutter, Essigkahm oder auch Essigkahmhaut. Diese Essigmutter entsteht, wenn die Essigsäurebakterien den Äthylalkohol in Essig umwandeln. Schreitet die Essiggärung weiter fort, so bildet sich nach zwei bis drei Tagen eine neue, spinnwebartige Schaumform. Diese kann man abschöpfen und in einen neu angesetzten Most geben. Das beschleunigt die Essigbildung und verleiht dem Essig ein sehr spezifisches Aroma. Ist der Essig in den Fässern gereift, wird immer wieder davon abgezapft und frischer Most nachgefüllt. Diese Prozedur läßt sich so lange fortsetzen, bis das Faß gereinigt werden muß. Zur Verfeinerung des Aromas lagert man den fertigen Essig noch einige Zeit in anderen Holzfässern.

Spezielle Essigsäurebakterien werden beim Orléans-Verfahren oftmals von einer Generation auf die andere weitervererbt. Sie entfalten immer wieder den gleichen Wohlgeschmack. Probleme entstehen nur, wenn das Essiggefäß nicht ruhig lagert und die Essigmutter deshalb untergetaucht wird. Bei Sauerstoffmangel gehen die Essigsäurebakterien der Essigmutter ein. In beiden Fällen ist die Essigmutter verdorben. Sie hat dann keinen Wert mehr und muß entsorgt werden.

Wenn Sie Apfelessig kaufen, merken Sie sich folgende Punkte:

- Nehmen Sie möglichst nur naturtrüben Apfelessig, der auf natürliche Weise hergestellt wurde.
- Wenn Sie klaren, destillierten Essig kaufen, sollte Ihnen klar sein, daß er bei weitem weniger der wertvollen Inhaltsstoffe enthält.
- Achten Sie auf die Anbauweise der Äpfel: Sie sollte biologisch-dynamisch sein. So erhalten Sie möglichst schadstoffarme Ware.
- Der Apfelessig wird im Handel oft einfach nur als Obstessig bezeichnet. Deshalb empfiehlt sich stets ein genauerer Blick aufs Etikett.

Natürlich gibt es genaue Bestimmungen, die die Auswahl der Rohstoffe für den Essig regeln und die Art der Verarbeitung festlegen. Auch die Angaben, die ein Etikett zu beinhalten hat, sind vorgeschrieben. Nach den geltenden gesetzlichen Bestimmungen muß es folgende Punkte nennen:

- den Namen des Herstellers
- den Sitz seiner Firma
- die handelsübliche Bezeichnung des Produkts
- den Säuregehalt (Apfelessige enthalten vier bis fünf Prozent Säure)
- die Füllmenge berechnet auf den Liter (also üblicherweise 0,5 Liter, 0,7 Liter etc.)

Der Blick aufs Etikett verrät Ihnen also eine ganze Menge. Er hilft Ihnen, einen guten Apfelessig zu kaufen, der Ihrer Gesundheit zugute kommt. Wer will, kann seinen Apfelessig auch selbst herstellen. Dann können Sie in jedem Fall sicher sein, daß er nur die Inhaltsstoffe enthält, die Sie selbst hineingetan haben. Wie man Apfelessig ohne großen Aufwand im Eigenverfahren herstellen kann, erfahren Sie im nächsten Kapitel.

4. Wie man Apfelessig selbst zubereitet

Wenn Sie nun auf den Geschmack gekommen sind, versuchen Sie doch einfach, Ihren Apfelessig selbst anzusetzen. Die meisten Zutaten dafür finden Sie mit Sicherheit in Ihrem Haushalt. Und was Sie dort nicht vorrätig haben, können Sie sich ohne große Mühe in Geschäften besorgen. Besondere Ingredienzen brauchen Sie dafür nicht.

Die Herstellung von eigenem Apfelessig umfaßt zwei verschiedene Arbeitsschritte:

1. Sie müssen einen guten Apfelmost ansetzen.
2. Aus dem Apfelmost stellen Sie im zweiten Verfahrensschritt den Essig her.

Verwenden Sie süße, reife und gehaltvolle Äpfel, am besten Mostäpfel. Sie sollten naturbelassen und aus biologisch-dynamischem Anbau sein.

Auf das Aussehen der Äpfel brauchen Sie allerdings keinen allzu großen Wert zu legen: Es kommt nämlich bei der Essigherstellung nicht auf die Optik an, sondern auf den Inhalt. Wichtig ist nur, daß die Früchte gesund sind.

Fertige Apfelsäfte oder Apfelmost aus dem Supermarkt eignen sich nicht für die alkoholische Gärung, da sie zu viele Konservierungsstoffe enthalten.

Apfelmost hat in verschiedenen Landschaften und Regionen unterschiedliche Namen. In der Bretagne oder in der Normandie zum Beispiel nennt man das Getränk, das aus heimischen Äpfeln angesetzt wurde, Cidre. In den USA oder England ist Cider bekannt und beliebt. Bei uns in Deutschland heißt das entsprechende Produkt Apfelmost oder Apfelwein beziehungsweise in der Gegend von Frankfurt »Äppelwoi«.

Und so wird's gemacht:

- Zum Ansetzen des Mostes waschen Sie etwa fünf Kilogramm Äpfel und vierteln sie.
- Drücken Sie das Obst durch die Saftpresse.
- Den so gewonnenen Saft füllen Sie mit allen Rückständen der Apfelstücke in ein größeres Gefäß aus Steingut oder Glas.
- Verdünnen Sie die Flüssigkeit mit einem Liter Wasser, und geben Sie vier Messerspitzen Hefe und ein Stückchen Schwarzbrot zu. Das beschleunigt die alkoholische Gärung.
- Um das Gefäß luftdicht abzuschließen, stülpen Sie am besten einen Luftballon darüber. Bald zeigt sich Schaum auf dem Most: Das sind Hefereste.
- Stellen Sie das Gefäß für etwa vier Wochen zur Seite, bis sich der Zucker vollständig in Alkohol umgewandelt hat. Bei diesem Prozeß bildet sich das Gas Kohlendioxid, das den Ballon

mit der Zeit aufbläst. Nach etwa einem Monat ist der Most normalerweise fertig.

- Bei erhöhter Zimmertemperatur oder sommerlicher Wärme kann die Saft-Hefe-Mischung auch schon nach zwei Wochen vergoren sein.
- Aber Vorsicht: Die Hitze darf nicht zu groß sein, der Most könnte sonst Schaden nehmen. Bei Temperaturen ab etwa 60 Grad Celsius sterben die natürlichen oder zugesetzten Hefezellen ab. Das wiederum stoppt den Prozeß der alkoholischen Gärung.
- Dasselbe gilt für zu niedrige Temperaturen oder gar Frost. Auch das blockiert die natürliche Gärung.
- Diesen Apfelmost können Sie jetzt schon als bekömmliches und erfrischendes Getränk genießen. Unterschätzen Sie dabei aber den Alkoholgehalt nicht!

Nun zur Essigherstellung:

- Füllen Sie den Apfelmost in ein breites, flaches Gefäß, damit die Oberfläche des Mostes möglichst groß ist.
- Sie sollten das Gefäß nur zu etwa drei Vierteln füllen.
- Haben Sie bereits fertigen Apfelessig oder Essigmutter zur Hand, geben Sie etwas davon in den Most: Das beschleunigt die Essiggärung.
- Unter Umständen bekommen Sie Essigsäurebakterien bei einem Essighersteller schon abgefüllt in kleine Fläschchen zu 100 Millilitern.

- Decken Sie das Gefäß mit einem Leinentuch oder einem dichtmaschigen Netz zu: Es darf auf keinen Fall luftdicht abgeschlossen sein.
- Für die Essigbildung beträgt die Idealtemperatur zwischen 26 und 28 Grad Celsius. Auf keinen Fall darf sie über 35 Grad liegen, da die Essigsäurebakterien sonst absterben. Wird es dagegen zu kühl, hören sie auf zu arbeiten.
- Keine Angst vor dem Geruch! In der Zeit, in der die Bakterien den Alkohol umwandeln, kann es nach Klebstoff (Äthylacetat) riechen. Der Geruch verschwindet jedoch, sobald die Essigherstellung beendet ist.
- Nach etwa zwei bis drei Monaten dürfte Ihr Essig fertig sein.
- Um ihn von groben Schwebteilchen, Heferesten, Apfelstückchen und Essigälchen zu reinigen, filtern Sie ihn am besten durch ein ausgekochtes Leinentuch oder durch einen Kaffeefilter.
- Essigälchen sind Schädlinge, die zur Familie der Fadenwürmer gehören und sich in säurehaltigen Substanzen vermehren können. Sie sind nicht schädlich, sehen allerdings recht unappetitlich aus.
- So können Sie diese Essigälchen beseitigen: Filtern Sie den Essig durch ein Tuch, und erhitzen Sie ihn auf etwa 45 Grad.
- Anschließend können Sie den Essig in Flaschen abfüllen, die Sie mit einem Naturkorken verschließen sollten.
- Lagern Sie Ihren Apfelessig bei mittleren Temperaturen.
- Wenn Sie eine Flasche zum Gebrauch geöffnet haben, sollten Sie sie stets wieder fest verschließen.

- Gut abgedichtete Flaschen können Sie so etwa sechs bis neun Monate aufbewahren.
- Bei längerer Lagerung oder wenn Luft an den Essig gelangt, kann sich auf dem Boden der Flasche wieder Essigmutter bilden. Das sollte Sie nicht abschrecken: Sie enthält sehr nützliche Enzyme und Bakterien, die durchaus genießbar sind. Schütteln Sie die Flasche vor dem Gebrauch gut durch, dann löst sich der Bodensatz auf.
- Ist die Essigmutter bereits in Geleeform übergegangen, so sollten Sie den Essig abfiltern. Dann können Sie ihn weiterverwenden.
- Entdecken Sie allerdings Schimmel im Essig, müssen Sie die Flasche sofort wegwerfen!
- Eine Trübung des Apfelessigs ist normal und zeugt von guter Qualität!

Falls Ihr erster Essig zu sauer geraten ist oder nicht so richtig schmeckt, geben Sie nicht auf. Jeder Kellermeister kann Ihnen bestätigen: Es ist gar nicht so leicht, wirklich guten Essig herzustellen. Dazu gehört sehr viel Erfahrung – und die werden auch Sie mit der Zeit gewinnen. Trotzdem ist die Herstellung von Apfelessig wesentlich einfacher als zum Beispiel die Produktion eines erlesenen Balsamico Weinessigs, der erst nach langer Lagerung und Reifezeit seine beste Qualität erreicht.

Wenn Sie nun ganz dazu übergegangen sind, Ihren Essig selbst zu produzieren, wird Sie irgendwann auch sein Säuregehalt interessieren. Um diesen genau zu bestimmen, ist jedoch ein aufwendiges und kompliziertes Verfahren notwendig, die sogenannte Titration.

Diese exakte Analyse wird normalerweise in Laboren vorgenommen; mit den Mitteln eines normalen Haushalts kann man dieses Meßverfahren nicht durchführen. Für den normalen Hausgebrauch eignet sich ein Weintester. Sie bekommen ihn im Fachhandel für Kellereibedarf. Er kostet etwa 25 bis 30 Mark. Dieses Gerät dient eigentlich der Analyse von Wein, doch kann man damit anhand einer Umrechnungstabelle auch den Säuregehalt von Essig bestimmen.

Wenn Sie die genannten Tips und Ratschläge befolgen, steht einer erfolgreichen Essigherstellung nichts mehr im Wege. Sie werden sehen: Es macht Spaß. Und auch das Ergebnis wird Ihnen nach eventuellen Anfangsschwierigkeiten sicher besser schmecken als jeder gekaufte Apfelessig.

Unsere Großmütter stellten den Apfelessig übrigens auf eine andere Art her. Aus alter Überlieferung stammt dieses Rezept:

»Man gewinnt den Apfelessig aus guten Äpfeln. Sie werden mit Schalen und Kerngehäusen möglichst klein gestampft und in ein großes Faß getan; nun gießt man ebensoviel kochendes Wasser darauf, als man gestampftes Obst hat, und läßt das Faß sechs bis acht Tage an einem warmen Ort stehen, bis die Fruchtmasse zu gären anfängt. Dann gießt man die Flüssigkeit durch ein sauberes Tuch in ein anderes Faß, tut einen halben Liter Bierhefe und ein Stück Schwarzbrot dazu, stellt das Faß wieder an einen warmen Ort, legt einen Deckel darauf und umwickelt denselben mit einer wollenen Decke. Nachdem das Faß etwa vier Wochen unberührt gestanden hat, hat sich die Flüssigkeit in guten Essig umgewandelt, den man nun in Flaschen abzieht.«

Nichts gegen dieses Rezept aus Großmutters Zeiten. Aber sicherlich kommt für Sie eher die moderne Methode in Frage. Sie ist einfacher und wird Ihnen ein besseres Ergebnis bescheren.

5. Apfelessig als Heilmittel

Das Verhalten der Menschen in unserer Gesellschaft in bezug auf Gesundheit und Krankheit befindet sich im Wandel. Der allgemeine Trend geht im Moment dahin, generell körperbewußter zu leben und Krankheiten frühzeitig vorzubeugen. Man wartet nicht mehr ab, bis eine Krankheit da ist, sondern versucht, durch die richtige Lebensweise die eigene Gesundheit zu erhalten. Auch unser Verhalten als Verbraucher hat sich verändert: Insgesamt sind wir kritischer und gesundheitsbewußter als früher. Man liest die Packungsbeilagen von Arzneien intensiver und achtet selbst auf Risiken und Nebenwirkungen. Nicht nur die Gesundheitsreform, die die Kosten für die Schulmedizin in die Höhe treibt, sondern auch eine klügere Einstellung der Patienten hat dazu geführt, daß wieder mehr Menschen versuchen, ihre Leiden mit natürlichen Hausmitteln zu kurieren.

Eines der bewährtesten Hausmittel ist der Apfelessig: Als biologisch hergestelltes, natürliches Produkt kommt er genau in dem Bereich zum Einsatz, in dem nach dem Wissensstand der modernen Forschung der Schlüssel zu unserem Wohlbefinden liegt: in der Ernährung. Apfelessig – richtig eingenommen – hat viele positive Effekte auf unseren Körper:

- Er versorgt den Organismus mit lebenswichtigen Vitaminen, Mineralstoffen und Spurenelementen.
- Er verbessert die Leistung der Nieren.
- Er verhindert die Ausbreitung von Fäulnisbakterien im Darm.
- Er macht das Blut fließfähiger.
- Er wirkt entschlackend auf den Körper.
- Er wirkt anregend auf den Stoffwechsel.
- Er strafft das Gewebe und hält es geschmeidig.

Wie bereits beschrieben, fand der Apfelessig bereits im Altertum Einsatz als Heilmittel. Später war es die heilkundige Klosterfrau Hildegard von Bingen (1098-1179), die die natürliche Heilmethoden mit Essig schätzte. Auch bei den großen Pestepidemien wurde Essig eingesetzt. Wegen seiner desinfizierenden Wirkung verwendeten ihn die damaligen Ärzte in der Wundbehandlung sowie als Schutz vor Ansteckung.

Gegen Ende des 19. Jahrhunderts untersuchten viele Wissenschaftler und Ärzte die therapeutischen Möglichkeiten des Essigs. Dazu gehörte Sebastian Kneipp (1821-1897) ebenso wie Iwan Petrowitsch Pawlow (1849-1936), der russische Physiologe. Doch geriet der Essig mit der Entdeckung des Penizillins und der chemischen Desinfektionsmittel wieder in Vergessenheit. Zudem wurden ihm zu dieser Zeit auch nachteilige Eigenschaften nachgesagt: Er mache bleichsüchtig, greife die Knochen und das Gewebe an und verdünne das Blut. Taucht heutzutage in der Naturmedizin Essig als Heilmittel auf, so ist damit meist der Apfelessig gemeint. Im englischsprachigen Raum gibt es das folgende Sprichwort: »An apple a day keeps the doctor away«, also »Ein Apfel am Tag hält den Doktor fern«. Gleiches könnte man auch über den Apfelessig sagen: Täglich genossen – nach dem Rezept von Dr. Jarvis – beugt er vielen Krankheiten vor und lindert vorhandene Leiden.

Aber nicht nur der fertige Essig ist ein Heilmittel, manche Menschen schwören auch auf die Essigmutter als natürliche Arznei gegen viele Beschwerden. Essigmutter wirkt häufig sogar wesentlich intensiver als der Essig selbst, besonders bei Gelenkschmerzen, ansteckenden Ausschlägen, einer erhöhten Anfälligkeit für Infektionskrankheiten und bei unerwünschten Parasiten im Darmbereich.

Auch Essigmutter können Sie gut selbst herstellen: Füllen Sie Essig und Most zu gleichen Teilen in ein Gefäß und lassen Sie es unverschlossen stehen. Schon nach ein paar Tagen entsteht auf der Oberfläche der Flüssigkeit ein schlieriger Schaum, die Essigmutter. Das Gefäß darf in dieser Zeit allerdings nicht zu kühl stehen, sonst dauert der Prozeß länger.

Unser Körper zeigt es uns durch bestimmte Krankheiten, wenn er nicht ausreichend versorgt wird: Der Mangel an einem einzigen Mineral oder Spurenelement kann zu depressiven Phasen, Müdigkeit oder zu Störungen der Organfunktionen führen. Der Essig mit seinen vielen wertvollen Inhaltsstoffen vermag diesen Mangel bei regelmäßiger Einnahme gut auszugleichen.

Wenn Sie sich zu einer Kur mit Apfelessig oder zumindest zu einer regelmäßigen Einnahme entschließen, sollten Sie noch folgendes wissen: Es ist nachgewiesen, daß maximal sechs Eßlöffel Essig pro Tag keine ungünstige Säurebelastung für unseren Körper darstellen. Wird bei Ihnen saurer Harn gemessen, so ist das nur eine indirekte Folge des Essigs. Er regt nämlich die Ausscheidung von Harnsäuren und anderen körperfeindlichen Stoffen an.

Immer öfter wird Apfelessig bei Pilzbefall eingesetzt – allerdings nicht als Heilmittel, sondern zur Diagnose. An drei aufeinanderfolgenden Abenden muß der Patient jeweils 0,02 Liter Apfelessig pur oder leicht verdünnt trinken. Anschließend läßt sich anhand einer Stuhlprobe untersuchen, ob sich ein Pilz im Darm angesiedelt hat oder nicht. Im ersten Fall muß eine Anti-Pilz-Diät erfolgen, bei der der Patient die Salate mit Apfelessig würzen und vor jedem Essen mehrmals durch ein mit Essig getränktes Tuch tief einatmen sollte.

Nachfolgend finden Sie alle Beschwerden von A bis Z, gegen die der Apfelessig schon vorbeugend helfen kann. Doch auch bei bereits ausgebrochenen Krankheiten hilft so manches Mittel, das Apfelessig enthält. Wird in dem folgenden Rezeptteil ein Glas Apfelessigwasser empfohlen, bezieht sich diese Angabe immer auf die Mischung von zwei Teelöffeln Apfelessig auf ein Glas Wasser; für das Apfelessig-Honig-Getränk fügen Sie dieser Mixtur noch zwei Teelöffel Honig hinzu.

Für alle Tips zur Selbstmedikation mit Apfelessig gilt jedoch die dringende Warnung:

Zur Diagnose von Krankheiten und bei stärkeren gesundheitlichen Beschwerden sollten Sie stets Ihren Arzt oder Ihre Ärztin zu Rate ziehen und mit ihm/ihr eine mögliche Therapierung mit Apfelessig besprechen.

Alterserscheinungen, vorzeitige

Die Signale des Körpers, die wir als vorzeitige Alterserscheinungen wahrnehmen, sind oftmals Anzeichen für Stoffwechselstörungen. Ausfallende Haare, schlechter werdende Zähne, nachlassendes Gedächtnis, Verfettung, schlechtes Gehör, verfärbte Fingernägel und auch Altersflecken an den Händen sind nicht unbedingt ein Zeichen für den Alterungsprozeß. Sie sollten sich deshalb Gedanken machen, warum sich Ihr Körper nicht mehr richtig regenerieren kann. Versuchen Sie es mit einer länger andauernden Apfelessig-Honig-Kur.

Zubereitung und Anwendung: Geben Sie auf ein Glas Wasser zwei Teelöffel Apfelessig und zwei Teelöffel Honig. Diese Mischung trinken Sie täglich morgens auf nüchternen Magen. Das verbessert die Durchblutung, wirkt vitalisierend, entschlackt und führt dem Körper fehlende Mineralstoffe zu.

Zusätzlich sollten Sie in jedem Fall darauf achten, daß Sie sich gesund ernähren und genügend Bewegung an der frischen Luft bekommen. Gehen Sie täglich mindestens eine halbe Stunde spazieren; essen Sie vitamin- und ballaststoffreich.

Atembeschwerden

Wenn Sie wegen Atembeschwerden nachts aufwachen, trinken Sie ein Glas Apfelessigwasser mit einem bis zwei Löffeln Honig. Nehmen Sie die Flüssigkeit in kleinen Schlucken oder teelöffelweise ein: Sie sollten sich beim Genuß des Glases etwa 30 Minuten Zeit lassen. Warten Sie dann kurze Zeit. Entspannt sich die Atmung immer noch nicht, wiederholen Sie den Vorgang. Diese Behandlung hilft auch bei asthmatischen Beschwerden, denn sie wirkt krampflösend und beruhigend.

Eine andere Möglichkeit: Tränken Sie zwei Mullbinden in Apfelessig und wickeln Sie diese um Ihre Handgelenke. Auch das kann Atembeschwerden lindern.

Aufstoßen

Aufstoßen nennt man das Phänomen, daß Gase oder säuerlicher Mageninhalt aus dem Magen hochsteigen. Eigentlich ist dies ein normaler Vorgang bei der Verdauung. Tritt es jedoch zu stark auf, sollten Sie zu den Mahlzeiten Apfelessigwasser trinken. Es wirkt ausgleichend für die Magensäfte. Achten Sie außerdem auf Ihre Nahrung: Vermeiden Sie Schwerverdauliches, essen Sie langsam, und kauen Sie gründlich.

Ausfluß

Oft leiden Frauen unter Ausfluß. Eine Scheidenspülung kann hier gut helfen. Solange der Ausfluß anhält, sollten Sie einmal täglich eine Spülung aus drei Eßlöffeln Apfelessig und zwei Litern warmem Wasser machen. Zur Vorbeugung genügt eine Spülung pro Woche, das wirkt antiseptisch.

Bauchschmerzen

Einen mögliche Folge eines übersäuerten Magens sind Bauch-schmerzen. Trinken Sie schluckweise und langsam ein Glas Apfelessigwasser, das lindert die Beschwerden.

Blähungen

Trinken Sie in kleinen Schlucken ein Glas Apfelessig-Honig-Wasser. Wenn Sie öfter unter Blähungen leiden, sollten Sie vor jedem Essen ein Glas davon trinken und jeden Schluck eine kurze Zeit im Mund behalten. Das fördert die Speichelprodukti-on und damit die Verdauung, zudem dämpft es die gasbilden-den Gärungs- und Fäulnisprozesse im Darm.

Blasenschwäche

Leiden Sie unter sehr starkem Harndrang? Wenn Sie dabei or-ganisch gesund sind, sollten Sie für einige Zeit zu jeder Mahl-zeit ein Glas Apfelessigwasser zu sich nehmen – so lange, bis der nächtliche Harndrang verschwindet. Der Apfelessig wirkt normalisierend auf zu sauren oder zu alkalischen Urin und ver-bessert die Leistung der Nieren. Dieses Getränk kann auch bei einer Blasenentzündung die Heilung unterstützen.

Eine andere Möglichkeit: Bei Blasenschwäche hilft auch Toma-tensalat gegen die lästigen Beschwerden. Bereiten Sie ihn mit einem Dressing aus einem Eßlöffel Apfelessig, zwei Eßlöffeln Olivenöl und etwas Zimt zu.

Blaue Flecken (Hämatome)

Blutergüsse verschwinden schneller, wenn Sie einen Umschlag mit Apfelessig-Salz-Auflage machen.

Zubereitung und Anwendung: Erhitzen Sie zwölf Eßlöffel Apfelessig mit einem halben Teelöffel Salz. Tränken Sie ein Tuch mit der noch warmen Flüssigkeit, und legen Sie es auf den blauen Fleck. Ist der Umschlag getrocknet, erneuern Sie die Auflage. Sie wirkt auf jeden Fall abschwellend.

Durchfall (siehe Verdauungsstörungen)

Erhöhte Blutfettwerte

Wenn Ihre Blutfettwerte zu hoch sind, so ist das meist auf den vermehrten Genuß von tierischen Fetten wie zum Beispiel Fleisch, Milchprodukte, Schmalz oder Eier zurückzuführen. In der Folge verdickt der Fettüberschuß das Blut und kann im schlimmsten Fall Gefäßverschlüsse mit so dramatischen und lebensgefährlichen Erkrankungen wie Herzinfarkt und Schlaganfall bewirken. Wenn Sie Apfelessig trinken, wird das Blut dünner und somit fließfähiger.

Zubereitung und Anwendung: Trinken Sie jeden Morgen ein Glas Apfelessigwasser. Das im Essig enthaltene Apfelpektin senkt das schädliche LDL-Cholesterin im Blut. So beugen Sie erhöhten Blutfettwerten vor.

Erkältung und Grippe

Trinken Sie schluckweise ein Glas heißes Wasser mit einem bis zwei Eßlöffeln Apfelessig, das wirkt schleimlösend.

Eine andere Möglichkeit: Kochen Sie sich einen Teller kräftige Hühnerbrühe und geben Sie einen Eßlöffel Apfelessig dazu, außerdem eine zerdrückte Knoblauchzehe und eine Prise Cayennepfeffer: Das sollte die Erkältung sehr schnell vertreiben.

Erschöpfung

Jeder durchlebt hin und wieder eine Phase, in der er ungewöhnlich abgespannt oder erschöpft ist. Dauern solche Tiefs länger an, so sind höchstwahrscheinlich auch die Abwehrkräfte geschwächt, und man wird viel anfälliger für Krankheiten. Eine Apfelessig-Kur eignet sich hier ebenso wie in einer Regenerationsphase oder in der Zeit der Genesung nach einer längeren Krankheit.

Zubereitung und Anwendung: Trinken Sie morgens gleich nach dem Aufstehen ein Glas Wasser, in das Sie zwei Teelöffel Apfelessig und einen Teelöffel Honig gegeben haben. Wenn Sie dies vier bis sechs Wochen lang tun, so werden Ihre Abwehrkräfte gestärkt, Ihr Stoffwechsel angeregt und eventuell eindringende Krankheitserreger bekämpft.

Während einer solchen Apfelessig-Kur sollten Sie zugleich die Ernährung und unter Umständen Ihre Lebensgewohnheiten umstellen. Vermeiden Sie zuviel tierische Fette, stellen Sie das Rauchen ein, und bekämpfen Sie eventuell vorhandenes Überge-wicht. Viel Bewegung lohnt sich – nicht nur in der Zeit der Kur!

Bei Erschöpfungszuständen kann auch eine Massage mit Apfel-essig hilfreich sein: Wärmen Sie einen Liter Wasser leicht an, und geben Sie zwei bis vier Eßlöffel Apfelessig hinein. Nehmen Sie immer wieder eine Handvoll dieses Gemischs, und reiben Sie damit den Körper ein. Beginnen Sie mit den Armen und Schultern, und massieren Sie weiter über den Bauch, die Brust, den Rücken und die Beine zu den Füßen. Achten Sie darauf, daß Ihre Massagebewegung immer in Richtung Herz zielt. Sie soll-ten so lange über die Haut reiben, bis der Apfelessig vollkom-men eingezogen ist, so daß Sie sich nicht mehr abtrocken müs-sen.

Fieber
Zunächst sollten Sie bei Fieber immer nach der genauen Ursache suchen. Wenn Sie nicht genau wissen, wieso die erhöhte Körper-temperatur aufgetreten ist, konsultieren Sie in jedem Fall einen Arzt!
Handelt es sich um eine leichte Erkältung, kann die Anwendung von Pfeffer auf Apfelessigpapier helfen. Tauchen Sie dazu ein Stück braunes Packpapier (etwa 20 mal 20 Zentimeter) in Apfel-essig.
Nachdem sich das Papier vollgesogen hat, streuen Sie etwas Pfeffer darauf, und binden Sie es mit Stoff auf die Brust, wobei die gepfefferte Seite auf der Haut liegt. Nach etwa 20 Minuten

nehmen Sie den Wickel herunter und waschen sich die Brust ab. Achten Sie darauf, daß Sie dabei nicht frieren; am besten heizen Sie das Bad vorher ein.

Eine andere Möglichkeit: Kalte Wadenwickel sind wohl das bekannteste Mittel gegen Fieber. Mischen Sie drei viertel Liter Wasser mit einem viertel Liter Apfelessig und tauchen Sie zwei Tücher hinein. Nach dem Auswringen wickeln Sie um jede Wade eines der getränkten Tücher und packen den Patienten warm ein. Nach dem Trocknen des Wickels wiederholen Sie den Vorgang, bis das Fieber gesunken ist.

Fußpilz

Wenn Sie unter Fußpilz leiden, betupfen Sie die betroffenen Stellen mehrmals täglich mit unverdünntem Apfelessig. Tragen Sie möglichst nur Socken oder Strümpfe aus Naturfasern. Diese sollten Sie vor dem Waschen etwa eine halbe Stunde in Essigwasser (ein Teil Essig, vier Teile Wasser) legen, das wirkt keimtötend.

Eine andere Möglichkeit: Ein Fußbad kann bei Fußpilz genauso hilfreich sein. Geben Sie 125 Milliliter Apfelessig und eine Handvoll Minze auf einen Liter warmes Wasser. Dieses Fußbad sollten Sie zweimal täglich etwa 15 Minuten lang machen.
Vorbeugend gegen Fußpilz hilft übrigens ein alter Fußballertrick: Fönen Sie die Zehen und die Zehenzwischenräume nach dem Waschen trocken.

Gedächtnisschwäche

Beginnt Ihr Gedächtnis nachzulassen, sollten Sie zu jeder Mahlzeit ein Glas des Apfelessig-Honig-Cocktails trinken. Im Laufe der Zeit wird sich Ihre Konzentrations- und Reaktionsfähigkeit wieder verbessern. Durch die Zufuhr von Mineralien und Vitaminen werden Sie sich erfrischt und belebt fühlen. Das Getränk fördert auch die Durchblutung. Zugleich sollten Sie auf eine ausgewogene Ernährung mit reichlich Mineralstoffen und Vitaminen achten.

Gelenkschmerzen

Im Laufe der Jahre machen sich bei den meisten Menschen irgendwann die Gelenke unangenehm bemerkbar. Oftmals werden sie steifer und schmerzen, was der Beginn einer Gelenkentzündung (Arthritis) sein kann. Spätestens dann sollten Sie regelmäßig – am besten jeden Morgen! – das Apfelessig-Honig-Getränk zu sich nehmen. Essen Sie zudem möglichst viel Rohkost und Salate, die Sie mit Apfelessig anrichten. Nach einigen Wochen werden Sie sicher eine Verbesserung spüren, denn die Säure und die Mineralstoffe wirken sich günstig auf die Funktionstüchtigkeit der Gelenke aus. Den morgendlichen Drink sollten Sie auch beibehalten, wenn sich die akuten Schmerzen gebessert haben: Er steuert den Calcium- und Salzhaushalt und regt den Stoffwechsel an.

Bei akuten Gelenkschmerzen hilft es außerdem, wenn Sie mehrmals am Tag ein Glas Mineralwasser mit einem Schluck Apfelessig trinken.

Doch auch steife Gelenke lassen sich hervorragend mit Apfelessig beruhigen.

Zubereitung und Anwendung: Verrühren Sie ein Glas abgekochtes Wasser mit zwei Teelöffeln Apfelessig und zwei Teelöffeln Honig. Trinken Sie dieses Gemisch dreimal täglich zu den Hauptmahlzeiten. Erste Erfolge zeigen sich bei dieser Kur nach etwa ein bis zwei Monaten. Sie sollten aber auch nach der ersten Verbesserung Ihrer Beschwerden noch zwei weitere Monate damit fortfahren.

Eine andere Möglichkeit: Schneiden Sie zwei Selleriestangen, eine Orange, eine Zitrone und eine halbe Grapefruit samt den Schalen klein. Geben Sie alles in einen Topf, und füllen Sie ihn mit vier Tassen Wasser auf. Lassen Sie das Ganze ohne Deckel auf kleiner Stufe etwa eine Stunde lang köcheln. Streichen Sie die Früchte durch ein Sieb, sobald sie weich sind. Nun geben Sie dem Fruchtmus zwei Teelöffel Apfelessig und einen Teelöffel Bittersalz (Magnesiumsulfat, erhältlich in der Apotheke) zu. Füllen Sie ein Glas mit Wasser, und mischen Sie einen Eßlöffel des Fruchtmarks dazu. Trinken Sie davon je ein Glas morgens und abends.

Gicht

Begleitend zu der von Ihrem Arzt verordneten Therapie können Sie Gicht mit Apfelessig in den Griff bekommen. Trinken Sie dreimal täglich ein Glas abgekochtes Wasser mit zwei Eßlöffeln Apfelessig.

Geschwollene Füße

Nach einem anstrengenden Tag können die Füße geschwollen sein und brennen. Hier hat sich ein Fußbad mit Apfelessig am Abend bewährt.

Zubereitung und Anwendung: Füllen Sie Ihre Badewanne etwa knöcheltief mit warmem Wasser, und geben Sie zwei bis vier Tassen Apfelessig hinein. Gehen Sie in dem Wasser hin und her, bis sich Ihre Füße entspannt anfühlen. Anschließend sollten Sie sich nicht abtrocknen, sondern das Wasser nur abstreifen und die Füße an der Luft trocknen lassen. Schlüpfen Sie danach in warme Baumwollsocken.

Leiden Sie ständig an geschwollenen Füßen, sollten Sie dieses Fußbad morgens und abends durchführen, es regt den Stoffwechsel an und wirkt abschwellend.

Gürtelrose

Eine Gürtelrose kann schlimme Folgen für den Patienten haben, wenn sie nicht richtig therapiert wird. In jedem Fall muß ein Arzt die Behandlung übernehmen. Unterstützend für die Therapie können Sie vier- bis fünfmal täglich, wenn nötig auch nachts, auf die betroffenen Körperstellen Apfelessig auftragen.

Hämorrhoiden

Juckende Hämorrhoiden sollten Sie abends vorsichtig mit unverdünntem Apfelessig abtupfen. Das desinfiziert, wirkt abschwellend und fördert die Blutgerinnung. Zusätzlich sollten Sie morgens ein Glas Apfelessigwasser trinken.

Halsschmerzen

Geringe Halsschmerzen lassen sich gut in Eigentherapie auskurieren. Dauern sie aber mehrere Tage, so könnte es sich um eine ernstzunehmende Rachen-, Mandel- oder Kehlkopfentzündung handeln. Gehen Sie dann unbedingt zu einem Arzt!

Da die Halsschmerzen durch Krankheitskeime verursacht werden, können Apfelessig und Honig durch ihre antibakterielle und entzündungshemmende Wirkung sehr gut helfen. Beide Zutaten sind ein gutes Mittel gegen Halsschmerzen.
Zubereitung und Anwendung: Vermengen Sie eine viertel Tasse Honig mit einer viertel Tasse Apfelessig. Davon nehmen Sie alle drei bis vier Stunden einen Teelöffel ein. Rühren Sie die Mischung vorher immer gut durch.

<u>Eine andere Möglichkeit:</u> Geben Sie in ein Glas heißes Wasser einen Eßlöffel Honig und ein bis zwei Teelöffel Apfelessig. Diese Mischung trinken Sie mehrmals täglich langsam in kleinen Schlucken.

Hautausschläge

Hautausschläge können durch unzureichende Mineralstoffversorgung entstehen. Zusätzlich zur Essigkur sollten Sie beim Kochen generell mineralstoffreiches Meersalz verwenden.

Das Brennen und Jucken bei Hautausschlägen läßt sich lindern, wenn Sie mehrmals täglich verdünnten Apfelessig auftragen.

Wenn Sie es vertragen, können Sie den Apfelessig auch pur verwenden.

Sehr wirksam ist auch eine Paste aus Apfelessig und Maismehl. *Zubereitung und Anwendung:* Mischen Sie Apfelessig und Maismehl, bis eine cremige Masse entsteht. Streichen Sie diese auf die juckenden Hautstellen. Nach dem Austrocknen der Paste sollte der Juckreiz verschwunden sein.

Sind größere Hautpartien betroffen, nehmen Sie ein Essigvollbad. Dazu schütten Sie zwei bis drei Tassen Apfelessig in das Badewasser. Je nach Belieben können Sie noch einige Tropfen Thymianöl hinzufügen. Zusätzlich sollten Sie mindestens einmal pro Tag Apfelessigwasser trinken.

Ist Ihr Hautausschlag die Folge einer Allergie, sollten Sie das Apfelessigwasser trinken, bis der Ausschlag abgeklungen ist.

Heiserkeit

Nicht immer hängt eine heisere Stimme mit einer Erkältung zusammen, sie kann auch einfach die Folge von Überanstrengung sein. In beiden Fällen empfiehlt sich gleichermaßen das Gurgeln mit Apfelessig.
Zubereitung und Anwendung: Geben Sie zwei Teelöffel Apfelessig in ein Glas warmes Wasser. Gurgeln Sie mit einem Mundvoll dieser Lösung, und spucken Sie sie danach wieder aus. Trinken Sie anschließend einen kräftigen Schluck des Apfeles-

sigwassers. Dadurch werden alle Stellen des Rachenraumes benetzt, die man beim bloßen Gurgeln nicht erreichen kann. Diese Prozedur sollten Sie stündlich wiederholen, unter Umständen auch die Nacht hindurch. Lassen die Beschwerden daraufhin nach, gurgeln Sie nur noch alle zwei bis drei Stunden. Vorsorglich sollten Sie die nächsten zwei bis drei Tage jeweils nach den Mahlzeiten gurgeln, das wirkt entzündungshemmend und schleimlösend.

<u>Eine andere Möglichkeit:</u> Ein Halswickel aus Apfelessig kann die Symptome Heiserkeit und Halsschmerzen ebenfalls sehr gut lindern.

Zubereitung und Anwendung: Erwärmen Sie eine Tasse Wasser, und geben Sie zwei bis drei Teelöffel Apfelessig hinzu. Tauchen Sie ein Tuch hinein. Nach dem Auswringen wickeln Sie es um Ihren Hals. Über dieses Tuch legen Sie ein angewärmtes, trockenes Handtuch. Nach dem Austrocknen erneuern Sie den Halswickel.

Heuschnupfen

Viele Menschen leiden unter Allergien gegen Blütenpollen. Durch den Apfelessig-Trunk können Sie diese Allergie zwar nicht beseitigen, Sie können damit aber Ihr Allgemeinbefinden heben, da er das oftmals lästige Niesen, gerötete Augen und Hautreizungen mildert. Der Trank stärkt die Widerstandskraft, gleicht diverse Mineralstoffmängel aus und regt zudem den Stoffwechsel an.

Husten

Gegen Hustenreiz und Husten bewährt sich der Apfelessig als Hausmittel schon seit sehr langer Zeit.

Zubereitung und Anwendung: Verrühren Sie eine halbe Tasse Honig mit drei bis vier Teelöffeln Apfelessig. Sie sollten bei jedem Hustenanfall einen Teelöffel einnehmen oder aber sechs Teelöffel über den Tag verteilt. Rühren Sie die Mischung jeweils gut durch.

Nehmen Sie zusätzlich vor dem Schlafengehen einen Teelöffel ei – wenn nötig auch nachts, wenn Sie wegen des Hustens aufwachen. Diese Mischung wirkt nicht nur schleimlösend, sondern auch entkrampfend, entzündungshemmend und beruhigend.

Wenn Sie besonders nachts öfters husten müssen, so empfiehlt es sich, direkt auf das Kopfkissen einige Tropfen Apfelessig zu träufeln oder ein in Apfelessig getränktes Tuch neben das Kopfkissen zu legen.

Hustenreiz oder Kribbeln im Hals beseitigen Sie mit einer Mischung aus einem Glas Wasser und zwei Teelöffeln Apfelessig, von der Sie bei Bedarf einige Schlucke trinken.

Insektenstiche

Sind Sie von einer Biene, Wespe oder Mücke gestochen worden? Dann geben Sie auf die brennende oder juckende Stelle puren Apfelessig – und zwar möglichst sofort! Das verhindert das Anschwellen, wirkt desinfizierend und schmerzlindernd.

Dies ist jedoch in jedem Fall nur eine erste Notmaßnahme. Sollten die Beschwerden ernsthafter werden oder Sie allergisch reagieren, suchen Sie sofort einen Arzt auf!

Das Mittel hilft übrigens auch, wenn Sie mit einer Qualle in Berührung gekommen sind.

Kopfschmerzen

Für Kopfschmerzen gibt es unterschiedliche Ursachen: Streß, nervöse Anspannung, Überbeanspruchung, Unruhe und emotionale Belastung. So kann sich aber auch eine Erkältung ankündigen. Versuchen Sie es doch mit einem Apfelessig-Dampfbad.

Zubereitung und Anwendung: Füllen Sie Apfelessig und Wasser zu gleichen Teilen in einen Topf. Diese Mischung bringen Sie zum Kochen. Nehmen Sie sie darauf vom Herd, und beugen Sie sich über den Topf. Breiten Sie ein Handtuch über den Kopf und den Topf, damit der Dampf nicht entweicht. Atmen Sie den Dampf mit geschlossenen Augen durch die Nase ein, und lassen Sie ihn einwirken. Inhalieren Sie ungefähr fünf Minuten. Anschließend sollten Sie einige Zeit ruhen.

Oftmals sind die Kopfschmerzen auch auf Darmträgheit zurückzuführen. Wenn Sie zum Beispiel abends zu spät und zuviel essen, kann es sein, daß es über Nacht zu Gärungs- und Fäulnisprozessen im Darm kommt. Dann wachen Sie am nächsten Morgen mit einem schweren Kopf auf. Versuchen Sie es in diesem Fall mit dem Apfelessig-Honig-Getränk. Trinken Sie es über längere Zeit morgens und abends vor dem Essen. Das bekämpft die Fäulnisbakterien im Verdauungstrakt.

Krampfadern

Schmerzende Krampfadern können Sie morgens und abends mit unverdünntem Apfelessig einreiben.

<u>Eine andere Möglichkeit:</u> Tauchen Sie ein Tuch in unverdünnten Apfelessig, und wickeln Sie damit die Beine ein. Darüber schlagen Sie ein trockenes Frotteehandtuch. Lassen Sie den Apfelessig 30 Minuten auf die Haut einwirken, und legen Sie dabei die Beine hoch. Machen Sie diese Wickel als Kur etwa sechs Wochen lang, jeweils morgens und abends. Sie werden staunen: Ihre Schmerzen verschwinden, denn der Apfelessig wirkt verödend auf die übermäßig geweiteten Blutgefäße.
Zusätzlich empfiehlt sich regelmäßig jeden Morgen ein Glas Apfelessig-Honig-Wasser. Aber auch reichlich Bewegung lindert die Beschwerden.

! Beachten Sie: Ist die Krampfadernbildung sehr weit fortgeschritten, wirkt der Apfelessig nur schmerzlindernd. Spüren Sie eine Verschlechterung, dann suchen Sie einen Arzt oder Therapeuten auf!

Magenbrennen

Das unangenehme Magenbrennen kann sofort nach einem Essen oder ein bis zwei Stunden später auftreten. Es läßt sich mit

Apfelessig lindern. Trinken Sie zu jedem Essen ein halbes Glas Apfelessigwasser.

Migräne

Zur Selbstbehandlung eignet sich eine Apfelessig-Dampf-Inhalation.

Zubereitung und Anwendung: Kochen Sie Apfelessig und Wasser zu gleichen Teilen gemischt in einem Topf auf. Inhalieren Sie den aufsteigenden Dampf etwa drei Minuten durch die Nase. Dieses Dampfbad sollten Sie während der Anfälle mehrmals wiederholen, zwischen den Attacken aber mindestens einmal täglich.

Milben

Milbenstiche verursachen keine Probleme mehr, wenn sie mit einer Spezialmischung betupft werden: Vermengen Sie dazu drei Aspirintabletten, 30 Milliliter Alkohol und 30 Milliliter Apfelessig.

Menstruation

Gegen sehr starke Monatsblutungen können Sie etwas tun: Trinken Sie in der Zeit der Periode jeden Morgen ein Glas Apfelessig-Honig-Wasser. Allerdings kann die Einnahme dieses Gemischs das Einsetzen der Menstruation hinauszögern: Falls Sie aus anderen Gründen regelmäßig Apfelessigwasser zu sich nehmen, sollten Sie etwa vier Tage vor dem Einsetzen der Periode kurzzeitig damit aufhören.

Müde Augen

Oftmals verspürt man bei der Arbeit am Computer, beim Fernsehen oder beim Lesen, daß die Augen ermüden oder sehr empfindlich reagieren. Der morgendliche Apfelessig-Honig-Trunk kann hier wertvolle Dienste leisten: Er stärkt die Sehkraft durch die Zufuhr von Mineralstoffen. Apfelessig enthält Beta-Karotin, damit beugen Sie zugleich dem grauen Star vor.

Müdigkeit

Gegen Müdigkeit und Streß hilft die altbewährte Mischung aus einem Glas Wasser und zwei Teelöffeln Apfelessig morgens vor dem Frühstück auf nüchternen Magen.

Gegen chronische Müdigkeit wirkt folgendes Rezept: Verrühren Sie einen Eßlöffel schwarze Melasse, zwei Eßlöffel Apfelessig und vier Eßlöffel Honig. Von dieser Mischung nehmen Sie morgens nach dem Aufstehen und abends vor dem Schlafengehen jeweils einen vollen Eßlöffel ein, zum Mittag- und Abendessen einen Teelöffel.

Muskelkrämpfe

Viele Menschen wachen nachts auf, weil ihre Gliedmaßen, Rücken- oder Halsmuskulatur verkrampft sind. Massieren Sie die entsprechenden Körperbereiche mit Apfelessig. Auch ein lauwarmes Bad wirkt krampflösend. Dasselbe gilt für Muskelkrämpfe, die beim Sport oder bei anderen körperlichen Betätigungen auftreten. Über einen längeren Zeitraum durchgeführt, kann die Einnahme des Apfelessig-Honig-Wassers diese Beschwerden wirkungsvoll lindern, denn der Apfelessig gleicht Mineralstoffmängel aus.

Muskelschmerzen

Gegen unangenehme Muskelschmerzen hat sich ein Apfelessig-Bad bewährt. Geben Sie dem warmen Vollbad etwa ein bis zwei Tassen Apfelessig zu. Unter Wasser massieren Sie sich nun mit einer Bürste oder einem Luffahandschuh sanft von den Füßen bis hinauf zum Hals. Anschließend sollten Sie sich hinlegen und ruhen.

Muskelzerrungen

Schmerzhafte Muskelzerrungen sowie Blutergüsse, Prellungen und Schwellungen behandeln Sie erfolgreich mit einem Apfelessig-Umschlag. Er wirkt auf alle Fälle abschwellend und schmerzlindernd.
Zubereitung und Anwendung: Tauchen Sie ein Tuch in puren Apfelessig. Nach dem Auswringen streuen Sie noch etwas Cayennepfeffer darauf und legen es auf die betroffene Stelle. Wickeln Sie ein Frotteehandtuch darüber, und lassen Sie das Mittel fünf bis zehn Minuten einwirken. Warten Sie eine halbe Stunde ab, und wiederholen Sie den Vorgang.

Eine andere Möglichkeit: Fügen Sie dem puren Apfelessig zwei Teelöffel Jodsalz zu. Des weiteren gehen Sie vor wie oben beschrieben.

Nasenbluten

Eine akute Blutung können Sie stillen, indem Sie ein kleines Tuch in Apfelessig tränken und vorsichtig in das Nasenloch einführen. Dort lassen Sie es, bis die Blutung aufgehört hat.

Gegen häufiges Nasenbluten hilft die regelmäßige Einnahme des Apfelessigwassers.

Nervöser Tick

Wenn Sie bemerken, daß bei Ihnen öfter einmal bestimmte Muskeln oder auch ein Augenlid unkontrolliert zucken, sollten Sie über einen längeren Zeitraum folgendes Getränk zu sich nehmen:

Zubereitung und Anwendung: Vermischen Sie ein halbes Glas Grapefruit- oder Orangensaft mit der gleichen Menge Wasser und einem Teelöffel Apfelessig. Trinken Sie davon jeden Vormittag ein Glas, das gleicht den Mangel an Vitaminen und Mineralstoffen aus.

Ohrenschmerzen

Bei Ohrenschmerzen sollten Sie auf jeden Fall einen Arzt oder Therapeuten aufsuchen. Er wird feststellen, ob die Schmerzen von einer Entzündung oder von einer Erkältung kommen. Schmerzstillend und entzündungslindernd kann ein Apfelessig-Dampfbad sein.

Zubereitung und Anwendung: Erhitzen Sie zwei Tassen Wasser mit einer Tasse Apfelessig. Nehmen Sie den Topf vom Herd, sobald die Flüssigkeit kocht. Warten Sie unbedingt, bis es nicht mehr zu stark dampft. Dann erst halten Sie den Kopf seitlich über die aufsteigenden Dämpfe, so daß diese ins Ohr gelangen.

Wer gerne schwimmt oder anderen Wassersport betreibt, dabei aber häufig unter Ohrenschmerzen leidet, sollte es einmal mit Ohrspülungen versuchen.
Zubereitung und Anwendung: Mischen Sie zwei Teile abgekochtes Wasser mit einem Teil Apfelessig. Tauchen Sie ein dünnes Tuch in diese Mischung, und reinigen Sie sich damit die Ohren.

Ohrgeräusche (Tinnitus)
Beseitigen lassen sich Ohrgeräusche mit Apfelessig nicht, er kann sie jedoch mildern. Trinken Sie dreimal täglich zu den Mahlzeiten das Apfelessigwasser. Es gleicht den Mineralstoffhaushalt aus und macht das Blut fließfähiger.

Osteoporose
Wissenschaftliche Untersuchungen haben gezeigt, daß Sie der Osteoporose durch die regelmäßige Einnahme von Apfelessig vorbeugen können. Bei der Osteoporose nämlich fehlt dem Körper Calcium. Dieses Mineral ist aber im Essig nicht nur reichlich enthalten, sondern wird durch den weiteren Inhaltsstoff Zitronensäure auch noch besonders leicht vom Körper aufgenommen. Durch die Beigabe einer kleinen Menge Apfelessig läßt sich auch der Calciumgehalt einer Brühe anreichern.

Rheumatische Erkrankungen

Hiergegen können Sie vorbeugen, wenn Sie das Apfelessigwasser regelmäßig trinken. Denn es behindert die Bildung von Darmgiften und entschlackt zugleich den Körper.

Schlaflosigkeit

Sie kennen das sicher: Morgens wacht man auf und glaubt, man hätte die ganze Nacht nicht geschlafen. Oder Sie schlafen gut ein, wachen jedoch nach kurzer Zeit wieder auf und bleiben dann den Rest der Nacht schlaflos liegen. Daraufhin fühlen Sie sich den ganzen nächsten Tag müde und schlapp, nicht einmal ein starker Kaffee oder Tee kann Sie aufmuntern. In diesen Fällen sollten Sie zunächst Ihre allgemeine Befindlichkeit überprüfen. Oft kommen diese Beschwerden nämlich von einem überreizten Nervensystem, das auf psychische Belastungen oder Konflikte zurückgeht. Doch auch unabhängig von den Ursachen hilft Apfelessig mit Honig in jedem Fall.

Zubereitung und Anwendung: Vermischen Sie drei Teelöffel Apfelessig mit einer halben Tasse Honig. Vor dem Schlafengehen essen Sie von dieser Mischung zwei Teelöffel. Falls Sie nach einer Stunde immer noch wach sein sollten, nehmen Sie noch einmal zwei Teelöffel der Mischung ein. Das gleiche gilt, wenn Sie nachts aufwachen.

Bewährt hat sich auch das übliche Getränk aus einem Glas Wasser mit zwei Teelöffeln Apfelessig und zwei Teelöffeln Honig. Trinken Sie es vor dem Schlafengehen oder wenn Sie nachts aufwachen. Apfelessig enthält die Mineralstoffe Kalium, Eisen und Magnesium, die beruhigend wirken wie Honig.

Schluckauf

Wenn Sie von Schluckauf gequält werden, sollten Sie einen Teelöffel Zucker mit fünf Tropfen reinem Apfelessig einnehmen. Möchten Sie auf den Zucker verzichten, so kann es auch ein Teelöffel Apfelessig pur sein. Der Schluckauf wird sicher bald verschwinden.

Schnupfen

Leider Sie unter einer Erkältung mit Schnupfen oder Verschleimungen der Nebenhöhlen und des Halses, so können Sie die Symptome mit einem Apfelessig-Dampfbad behandeln. Dieses wirkt nämlich entzündungshemmend, antibakteriell und zugleich schleimlösend. Wiederholen Sie nach einiger Zeit den Vorgang, falls die Wirkung nach dem ersten Inhalieren noch ausbleibt. Zugleich sollten Sie ein- bis dreimal täglich den Apfelessig-Honig-Trank einnehmen.

Ist die Nase wegen einer gestörten Durchblutung oder wegen Schnupfen ständig gerötet, hilft meist ein anderes Essig-Mittel. *Zubereitung und Anwendung:* Vermischen Sie einen viertel Liter Wasser mit drei bis vier Eßlöffeln Apfelessig. Nun tränken Sie einen Wattebausch damit und legen ihn für etwa fünf Minuten auf die rote Nase. Diese Anwendung sollten Sie mehrmals täglich wiederholen.

Schwangerschaftsbeschwerden

Die morgendliche Übelkeit ist eine häufige und sehr lästige Begleiterscheinung von Schwangerschaften. Dagegen kann ein Glas Apfelessig-Honig-Gemisch sehr gut helfen. Sie sollten es auf nüchternen Magen trinken. Ist Ihnen zu diesem Zeitpunkt der Geruch oder Geschmack unangenehm, so trinken Sie es nach dem Frühstück.

Auf diese Weise führen Sie dem Körper Mineralstoffe zu, unterstützen das Wachstum des Mutterkuchens und regen zugleich Ihren Stoffwechsel an.

Ein anderes altbewährtes Mittel gegen Übelkeit und Brechreiz in der Schwangerschaft: Tauchen Sie ein Tuch in warmen Apfelessig, und legen Sie es auf den Magen. Nach dem Abkühlen wiederholen Sie den Vorgang.

Schwindelgefühle

Treten bei Ihnen häufig Schwindelgefühle ohne organische Ursachen auf, sollten Sie es einmal mit einer Apfelessig-Kur probieren. Nehmen Sie jeweils zu den Mahlzeiten über vier bis sechs Wochen ein Glas Apfelessigwasser ein. Das gleicht die Mineralstoffmängel aus, erfrischt Sie und fördert zugleich die Durchblutung.

Schwitzen, nächtliches

Schweißausbrüche beim Schlafen sind sehr unangenehm. Sie lassen sich aber mildern, wenn Sie sich vor dem Zubettgehen von Kopf bis Fuß mit Apfelessig einreiben und anschließend abtrocknen. Unterstützend sollten Sie tagsüber die Apfelessig-Honig-Mischung trinken.

Sodbrennen

Sodbrennen kann verschiedenste Ursachen haben. Es mag auf eine Magenerkrankung hinweisen, kann aber auch von zu eiweißreichem Essen kommen. Meist produziert der Magen zu wenig Salzsäure, die neben dem Enzym Pepsin hauptsächlich für die Eiweißzersetzung sorgt. Der Essig kann so neben der Salzsäure helfen, Wurst, Fleisch oder andere eiweißhaltige Speisen zu verdauen.

Wenn Sie unter Sodbrennen leiden, sollten Sie ein Glas Apfelessigwasser nach jeder Mahlzeit trinken. Spüren Sie Brennen oder Kratzen in der Speiseröhre, würzen Sie Ihre Speisen mit Essig.

Sonnenbrand

Kühlen Sie Ihre Haut bei einem Sonnenbrand mit Apfelessig, den Sie mehrmals täglich auf die betroffenen Stellen auftragen.

Eine andere Möglichkeit: Bereiten Sie eine kühlende Mischung aus Wasser und Apfelessig zu, und sprühen Sie diese mit einem Zerstäuber auf die befallenen Hautstellen. Wenn Sie keinen Zerstäuber zur Hand haben, legen Sie ein Tuch, das in Apfelessig getränkt wurde, auf den Sonnenbrand. Lindernd wirkt auch ein lauwarmes Vollbad mit zwei Tassen Apfelessig.

Verbrennungen

Suchen Sie bei Verbrennungen in jedem Fall sofort einen Arzt auf! Apfelessig können Sie nur bei ganz leichten Verbrennungen anwenden. Er wirkt desinfizierend und kühlend.

Verdauungsstörungen

In der heutigen Zeit essen die Menschen bedingt durch ein Übermaß an Arbeit und Streß zuviel, zu schnell, zu oft und meist außerdem noch zu ungesund. Die wichtigste Voraussetzung für eine gute Gesundheit ist jedoch gerade die richtige Ernährung. Bedingt durch das unkontrollierte und unausgewogene Essen kann es sein, daß es zu schädlichen Ablagerungen an den Darmwänden, zu Darmträgheit und zu einer ungesunden Darmfäulnis kommt. Die Folge ist eine Verschlechterung des Allgemeinbefindens und eine Schwächung der Abwehrkräfte. Dies bedingt wiederum die verschiedensten Krankheiten, die oftmals auf ein überfordertes Verdauungssystem oder auf Giftstoffe im Darm zurückgehen.

Darmfäulnis: Essen Sie nicht zu spät am Abend, und lassen Sie hin und wieder das Abendessen ausfallen. Trinken Sie dreimal täglich ein Glas Apfelessigwasser, und zwar regelmäßig. So verhindern Sie eine Darmfäulnis.

Leichter Durchfall: Bei leichtem Durchfall trinken Sie bis zu sechsmal täglich ein Glas Wasser mit einem Teelöffel Apfelessig, das reguliert den Darm.

❗ Vorsicht: Durchfall, der hervorgerufen wurde durch eine Dünndarmentzündung oder eine Lebensmittelvergiftung, gehört von einem Arzt behandelt! Auch wenn Ihr Durchfall länger als zwei Tage andauert und sehr heftig, mit Blut oder Schleim durchsetzt und mit Fieber verbunden ist, müssen Sie einen Arzt konsultieren!

Verdauungsstörungen wegen verdorbener Lebensmittel

Viele Menschen machen im Auslandsurlaub immer wieder die folgende Erfahrung: Sie verzehren Speisen, die mit Wasser zubereitet wurden, das ungewohnte Krankheitskeime enthält und somit Magenkrämpfe und/oder Durchfall hervorruft. Gegen diese Infektionsgefahr können Sie sofort etwas unternehmen. Sie sollten in jedem Fall auf allen Reisen eine kleine Flasche Apfelessig oder die fertige Apfelessig-Mixtur dabei haben.

Eine Vorsichtsmaßnahme gegen Darminfektionen: Nehmen Sie zum Mischen mit Apfelessig nur Mineralwasser! Haben Sie etwas gegessen oder getrunken, von dem Sie glauben, daß es nicht in Ordnung war, sollten Sie ein Glas Mineralwasser mit zwei Teelöffeln Apfelessig trinken. Wenn Sie sehr empfindlich sind, können Sie schon vor jedem Essen Ihr Apfelessigwasser zu sich nehmen. Sollten Sie vergessen haben, vorsorglich Ihre Mixtur zu trinken, und bekommen Sie leichten Durchfall, Brechreiz oder Magenkrämpfe, hilft Ihnen der Apfelessig auch nachträglich. Er zerstört die schädlichen Bakterien in den Verdauungsorganen, entgiftet Ihren Körper und wirkt antibakteriell.

Zubereitung und Anwendung: Geben Sie einen Teelöffel Apfelessig in ein Glas Mineralwasser. Von dieser Mixtur nehmen Sie alle fünf Minuten einen Teelöffel ein. Ist nach drei bis vier Stunden das Glas leer, bereiten Sie sich ein zweites Glas; davon nehmen Sie alle fünf Minuten zwei Teelöffel ein. Beim dritten Glas trinken Sie alle 15 Minuten einen kleinen Schluck. Während dieser ganzen Zeit sollten Sie ruhig liegen und ansonsten nur verdünnten Kräutertee oder Mineralwasser trinken, aber keine feste Kost essen. Nach etwa acht bis zehn Stunden müßte es Ihnen besser gehen. Nun können Sie Haferschleim, Zwieback oder ein trockenes altes Brötchen essen. Auch während der nächsten zwei bis drei Tage sollten Sie jeweils zu den Mahlzeiten ein Glas Apfelessigwasser (einen Teelöffel Essig auf ein Glas Wasser) trinken.

! Vorsicht: In jedem Fall ist es aber notwendig, vor der Eigenbehandlung durch Apfelessig einen Arzt aufzusuchen und die Ursache für die Beschwerden abklären zu lassen! Gehen Sie kein unnötiges Risiko ein!

Verminderter Speichelfluß

Die Wirkung von Apfelessig spüren Sie schon auf der Zunge, denn der saure Geschmack läßt uns »das Wasser im Munde zusammenlaufen«, sprich: Es wird vermehrt Speichel produziert. Speichel enthält Amylasen. Das sind Enzyme, die bereits im Mund beginnen, Stärke in ihre einzelnen Bausteine zu zerlegen. Nur so kann diese vom Dünndarm aufgenommen werden.

Der Speichel hilft Ihrem Körper also bei der Verwertung von stärkehaltigen Lebensmitteln wie Kartoffeln, Mehl, Brot, Mais, Nudeln oder Reis. Wenn Sie richtig kauen, um die Nahrung genügend einzuspeicheln, tun Sie Ihrem Körper etwas Gutes. Um die Speichelproduktion anzuregen, sollten Sie vor jeder Mahlzeit ein Glas Apfelessigwasser trinken oder einfach die Speisen mit etwas Essig würzen.

Warzen
Apfelessig hilft nicht nur bei unangenehmen Warzen, sondern auch Wucherungen der Hautpapillen mit einer starken Verdickung der Hornschicht können Sie mit Apfelessig zum Verschwinden bringen.
Zubereitung und Anwendung: Vermischen Sie einen Eßlöffel Salz mit vier Eßlöffeln Apfelessig in einem fest verschließbaren Glas. Schütteln Sie die Mixtur gut durch. Betupfen Sie mehrmals täglich die Warzen mit dieser Tinktur.

Wetterfühligkeit
Besonders im Süden Deutschlands jammern die Menschen oft über Wetterfühligkeit: Vor allem der Föhn läßt viele leiden. Schlappheit, Kopfdruck, Gereiztheit, Gliederschmerzen und Leistungsabfall sind keine Seltenheit. Die Folgen eines Wetterumschwungs können Sie sehr gut mit dem Apfelessig-Honig-Getränk lindern. Zweimal am Tag eingenommen, wirkt die Mischung auch bei nervösen Spannungen und bei Erschöpfung wegen großer Hitze.

Wunden und Wundheilung

Erfahrungen zeigen, daß Schnittverletzungen, Schürfungen und Wunden bei Menschen, die regelmäßig Apfelessig trinken, wesentlich schneller verkrusten und heilen. Denken Sie bei akuten Verletzungen auch an die desinfizierende Wirkung von Essig. Reinigen Sie kleinere Verletzungen mit purem oder verdünntem Apfelessig, das desinfiziert und fördert die Heilung.

Zahn- und Zahnfleischerkrankungen

Leiden Sie unter Parodontose, entzündetem Zahnfleisch oder Karies? Dann sollten Sie regelmäßig mit Apfelessigwasser (natürlich ohne Honig) gurgeln, das wird Ihnen helfen.
Zubereitung und Anwendung: Verrühren Sie einen Teelöffel Apfelessig in einem Glas Wasser. Spülen Sie mit dieser Lösung morgens und abends nach dem Zähneputzen kräftig den Mund aus. Dadurch werden die Zähne mit der Zeit auch wesentlich weißer.

Mundspülungen mit dieser Mischung sorgen dafür, daß sich weniger Zahnstein bildet und daß Entzündungen zurückgehen. Parodontose und Karies wird so der Nährboden entzogen. Außerdem wirkt die Spülung antibakteriell und führt Mineralstoffe zu, besonders das Calcium.

Untersuchungen haben ergeben, daß das regelmäßige Essen von Äpfeln Kariesprobleme lindern kann. Durch das Apfelkauen werden die Zahnzwischenräume gereinigt, und die Säuren des Apfels verhindern die Neubildung der Bakterienbeläge.

6. Apfelessig für die Schönheit

Seit jeher sind Menschen um ihr Aussehen und ihre Schönheit bemüht. Die moderne Industrie weiß diese Bedürfnis auszunutzen: Gute Cremes, Lotionen oder Wässerchen haben ihren Preis. Doch eigentlich ist es gar nicht notwendig, Unsummen für Kosmetika auszugeben. Haben Sie schon einmal daran gedacht, in alten Büchern der Naturheilkunde nachzuschlagen? Da werden Sie nämlich so manches gute Mittel für die Schönheit finden. Auch unsere Vorfahren wußten bereits, wie man das Aussehen verbessert. Apfelessig hat in der Schönheitspflege schon immer eine wichtige Rolle gespielt: Seine Wirkung auf Haut und Haare ist seit langem bekannt. Er eignet sich für Kuren ebenso wie für die tägliche Körperpflege. Apfelessig ist ein natürliches Kosmetikum, das die Durchblutung fördert, die Haut glättet und strafft, sämtliche Hautfunktionen anregt und insgesamt erfrischend und belebend wirkt.

Aber Sie kennen sicher den Spruch: »Wahre Schönheit kommt von innen.« Und hier möchte ich erneut unseren Apfelessig-Honig-Trunk ins Spiel bringen: Morgens auf nüchternen Magen ein Glas Wasser mit zwei Teelöffeln Apfelessig und zwei Teelöffeln Honig. Dieses Getränk regt die Fettverbrennung an und sorgt für einen gesunden Säure-Basen-Haushalt im Körper. Auch Dr. De Forest Clinton Jarvis wußte dies und wies seine Patienten immer wieder auf die positive Wirkung des Apfelessigs für die Haut hin.

Wenn Sie Ihren Körper häufig mit Seife oder Duschgel waschen, wenn Sie ein Deo und Lotionen verwenden, die nicht pH-neutral sind, strapazieren Sie Ihre Haut übermäßig. So zerstören Sie nämlich den natürlichen Säureschutzmantel Ihrer Haut. Und schon Dr. Jarvis meinte, man solle sich lieber mit einer Mischung aus Apfelessig und Wasser waschen, das diene nicht nur der Reinigung, sondern erfrische auch.

Juckt Ihre Haut oder Kopfhaut, so ist das ein Alarmzeichen: Es bedeutet, daß Ihre Körperpflegemittel zu scharf sind und das natürliche saure Milieu Ihrer Haut gestört ist. Benutzen Sie zum Waschen nun Apfelessig, so stellen Sie das Gleichgewicht Ihrer Haut wieder her.

Körperpflege mit Apfelessig

Massagen mit Apfelessig

Mischen Sie zwei bis drei Eßlöffel Apfelessig mit einem Liter Wasser. Mit dieser Lösung reiben Sie Ihren ganzen Körper nach dem Baden oder Duschen ab. So entfernen Sie alle Seifenreste; zugleich wirkt der Essig desodorierend. Diese Massage können

Sie ruhig täglich durchführen, mindestens jedoch einmal pro Woche.

Für Menschen, die hauptsächlich am Schreibtisch und am Computer arbeiten und dadurch unter Nackenverspannungen, Kopfschmerzen und Überlastung der Augen leiden, eignet sich noch ein weiteres Massagemittel:
Mischen Sie fünf Milliliter Apfelessig und zehn Tropfen Pfefferminzöl mit einer Massagecreme, zum Beispiel mit Ringelblumen-Melkfett. Reiben Sie die verspannten Muskeln damit ein. Es wird Sie beleben und erfrischen.

Apfelessig als Deodorant
Tauchen Sie ein Tuch in Apfelessig, und reiben Sie nach dem Baden oder Duschen die Achselhöhlen damit ab. Das pflegt die Haut und hemmt die Bakterien, die den Körpergeruch verursachen. Außerdem belebt und erfrischt es, ohne den natürlichen Säureschutzmantel zu beeinträchtigen.

Apfelessig als Badezusatz
Für unreine Haut eignen sich Apfelessig und Lavendel.
Verrühren Sie eine Handvoll Lavendelblüten mit einem viertel Liter Apfelessig, und füllen Sie die Mischung in ein fest verschließbares Gefäß. Nun sollten Sie das Gemisch etwa zwei bis drei Wochen kühl und dunkel aufbewahren und ruhen lassen. Nach diesem Zeitraum seihen Sie die Essenz ab und geben sie in das Badewasser.

Der Apfelessig wirkt ausgleichend auf den Säureschutzmantel der Haut. Fette und unreine Haut wird dadurch gereinigt und gepflegt. Geben Sie einen viertel Liter davon in ein Vollbad. Sie sollten mindestens eine viertel Stunde im Wasser bleiben, so kann Ihre Haut genug Säure aufnehmen.

Für strapazierte Haut eignet sich ein Essig-Zitronenbad. Es reinigt schonend, aber trotzdem gründlich. Übergießen Sie drei kleingeschnittene Zitronen mit einem halben Liter Apfelessig in einem Porzellangefäß. Lassen Sie es etwa zwei Stunden zugedeckt ziehen. Geben Sie die Flüssigkeit nach dem Durchseihen in das heiße Badewasser.

Ein Rosenöl-Essigbad hilft ebenso bei müder Haut. Lassen Sie die Schale einer ungespritzten Limone zusammen mit einem halben Liter Apfelessig in einem Gefäß etwa zwei Wochen lang ziehen, und seihen Sie die Flüssigkeit dann ab. Geben Sie 200 Gramm 70prozentigen Alkohol (aus der Apotheke) und zwei Teelöffel Rosenöl dazu, und verrühren Sie alles gründlich. Von dieser Mischung geben Sie ein paar Eßlöffel in das Badewasser. Bleiben Sie nicht länger als eine viertel Stunde im Wasser. Ihre Haut wird nach diesem Bad wieder jugendlich frisch aussehen.

Bei besonders heißen Außentemperaturen sorgt ein Apfelessig-Fußbad für angenehme Abkühlung. Füllen Sie in ein entsprechendes Gefäß kühles Wasser und ein bis zwei Tassen Apfelessig. Das sorgt für angenehme Erfrischung.

Gesichtspflege mit Apfelessig

Beginnen Sie mit einem Gesichtspeeling, das sich für jeden Hauttyp eignet: Waschen Sie zunächst Ihr Gesicht mit einer milden Reinigungsmilch, anschließend tränken Sie ein Frottiertuch in warmem Wasser. Drücken Sie das Tuch etwa ein bis zwei Minuten auf das Gesicht. Nun tauchen Sie eine Leinenserviette in eine Mischung aus einem Liter lauwarmem Wasser und zwei bis drei Eßlöffeln Apfelessig. Legen Sie dieses Tuch auf das Gesicht, und decken Sie ein mit warmem Wasser angefeuchtetes Frotteehandtuch darüber. Spülen Sie nach einer Einwirkzeit von etwa fünf Minuten die Haut mit warmem Wasser ab, und reiben Sie kräftig mit einem feuchten Frotteehandtuch nach. So werden trockene Hautschüppchen gelöst und entfernt, Ihre Haut schimmert wieder rosig. Wenden Sie dieses Peeling einmal pro Woche an.

Für jeden Hauttyp eignet sich Apfelessig zur Erfrischung. Verdünnen Sie Apfelessig, und reiben Sie damit Gesicht, Kopfhaut und Hals ein.

Bei unreiner und fettiger Haut ist eine Essig-Gurken-Creme sehr hilfreich.
Zubereitung und Anwendung: Schlagen Sie im Mixer ein Eigelb schaumig, und geben Sie einen Teelöffel Apfelessig zu. Tropfenweise rühren Sie nun vier Eßlöffel Distelöl unter. Dabei müssen Sie aufpassen, damit Ihnen die Creme nicht gerinnt. Anschlie-

ßend pürieren Sie drei Scheiben einer geschälten Salatgurke und heben diese unter die Masse. Mischen Sie das Ganze gut durch, und tragen Sie die Maske dick auf das gereinigte Gesicht auf. Spülen Sie sie nach einer Stunde Einwirkzeit mit klarem Wasser ab.

Eine Erdbeer-Apfelessig-Maske beruhigt, klärt und entfettet <u>unreine Haut</u>.
Zubereitung und Anwendung: Zerdrücken Sie fünf Erdbeeren und geben Sie drei Eßlöffel Apfelessig zu. Lassen Sie die Masse zwei bis drei Stunden ziehen. Dann filtern Sie die Flüssigkeit ab, tragen sie auf das Gesicht auf und lassen sie über Nacht einziehen. Am nächsten Morgen waschen Sie Ihr Gesicht und massieren Feuchtigkeitscreme in die Haut ein.

Gegen <u>Akne</u> hilft oft eine Lösung aus zwei Teelöffeln Apfelessig und 125 Milliliter Wasser. Diese Mischung sollten Sie mehrmals täglich nach dem Waschen auf die Hautunreinheiten auftupfen.

<u>Fettige und unreine Haut</u> ist oftmals verbunden mit glänzenden Stellen im Gesicht. Waschen Sie sich regelmäßig morgens mit warmem Essigwasser (bestehend aus einem Liter Wasser mit drei Eßlöffeln Apfelessig).

Bei <u>trockener, welker und faltiger Haut</u> wirkt eine Bierhefe-Maske besonders intensiv.

Zubereitung und Anwendung: Verrühren Sie zwei Eigelb, einen Teelöffel Bierhefeflocken, zwei Eßlöffel Honig, zwei Eßlöffel saure Sahne und einen halben Teelöffel Apfelessig gut miteinander, so daß eine glatte Creme entsteht. Verteilen Sie zwei Eßlöffel Olivenöl auf dem Gesicht. Anschließend tragen Sie die Creme auf. Sparen Sie dabei die Augenpartie aus. Nach etwa 20 Minuten Einwirkzeit waschen Sie die Maske mit einer Mischung aus einem Teil Milch und zwei Teilen Wasser wieder ab. Tragen Sie anschließend eine Feuchtigkeitscreme auf.

Eine Avocado-Essig-Maske pflegt vor allem <u>trockene und ältere Haut</u>.
Zubereitung und Anwendung: Rühren Sie zwei Eigelb mit dem Mixer schaumig, und geben Sie währenddessen nach und nach tropfenweise zwei Teelöffel Apfelessig und zwei Eßlöffel Distelöl zu. Zerdrücken Sie zwei Teelöffel frisches Avocadofleisch mit einer Gabel, und mischen Sie alles zusammen mit einem Teelöffel Zitronensaft. Mit dem Mixer schäumen Sie die Mischung noch einmal auf. Tragen Sie die Maske abends nach der Hautreinigung auf. Am besten sollte sie über Nacht einwirken. Am nächsten Morgen waschen Sie die Reste mit klarem Wasser ab. Den Rest der Avocado-Maske können Sie gut im Kühlschrank aufheben und am nächsten Abend verwenden.

Für eine Weizenkleie-Apfelessig-Maske erwärmen Sie vier Eßlöffel Apfelessig. Rühren Sie drei Teelöffel Honig und zwei Eßlöffel Weizenkleie (aus dem Reformhaus oder der Drogerie) zu. Diese Masse tragen Sie im Anschluß an eine Gesichtsreinigung auf die Haut auf. Nach einer halben Stunde Einwirkzeit waschen Sie sie mit lauwarmem Wasser ab.

Bei sehr trockener und anspruchsvoller Haut kann eine Weizenkeimöl-Lotion sehr hilfreich sein. Dazu vermischen Sie ein Eigelb, einen Teelöffel Traubenzucker und 15 Milliliter Apfelessig und geben noch 50 Milliliter Weizenkeimöl zu. Es entsteht eine mayonnaiseähnliche Lotion. Füllen Sie die Masse in ein verschließbares Gefäß, und stellen Sie sie kalt. Reinigen Sie Ihre Haut mit dieser Lotion in kreisenden Bewegungen, und waschen Sie mit lauwarmem Wasser nach.

Zu trockene Haut gewinnt ihre Feuchtigkeit mit Rosen-Apfelessig zurück; zugleich beruhigt und beseitigt die Mischung Hautirritationen.
Zubereitung und Anwendung: Mischen Sie fünf Eßlöffel Apfelessig und fünf Eßlöffel Mineralwasser, und gießen Sie diese Mischung über eine Handvoll getrocknete Rosenblätter. In einem verschlossenen Gefäß muß die Mixtur etwa zwei bis drei Wochen im Dunklen ruhen. Nach dem Abseihen können Sie die Flüssigkeit als Gesichtswasser verwenden.

Gegen trockene Haut hilft auch Rosen-Gesichtswasser.
Zubereitung und Anwendung: Mischen Sie 30 Milliliter Rosenwasser, zehn Milliliter Orangenblütenwasser, 20 Milliliter Fenchelaufguß, 20 Milliliter Lindenblütenaufguß, einen Teelöffel

Honig und fünf Milliliter Apfelessig. Erwärmen Sie das Rosen- und Orangenblütenwasser leicht, und lösen Sie den Honig darin auf. Nach dem Abkühlen schütteln Sie alles in einer Flasche gut durch.

Nach einem anstrengenden Tag ist die Haut oft müde und welk. Zur Straffung geben Sie gekühlten Apfelessig in eine Sprühflasche. Nach der normalen Reinigung nebeln Sie damit bei geschlossenen Augen Ihr Gesicht gut ein und lassen es an der Luft trocknen.

Eine Mischung aus Holunderblüten und Apfelessig wirkt hautglättend.
Zubereitung und Anwendung: Setzen Sie eine Handvoll getrocknete Holunderblüten mit einem halben Liter Apfelessig in einem dunklen Gefäß an. Stellen Sie die Flasche für vier bis sechs Wochen kühl. Mischen Sie dann Wasser zu – so können Sie nun die Flüssigkeit auftragen. Ihre Haut wird geschmeidig und wieder glatt.

Gegen Falten am Hals empfiehlt sich eine Mandelkleie-Apfelessig-Halscreme.
Zubereitung und Anwendung: Schmelzen Sie zwei Eßlöffel Lanolin. Der noch warmen Masse fügen Sie zwei Eßlöffel Mandelöl und eineinhalb Eßlöffel Aprikosenöl zu. Nun mengen Sie zwei Teelöffel Apfelessig unter. Nehmen Sie das Ganze vom Herd, und rühren Sie die Creme weiter, bis sie erkaltet ist. Tragen Sie sie abends auf den Hals auf!

Pigmentierungen oder Leberflecke können durch eine Mischung aus frischem Meerrettich und Apfelessig verschwinden. *Zubereitung und Anwendung:* Reiben Sie den Meerrettich. Auf einen gehäuften Teelöffel geben Sie zwei Teelöffel Apfelessig. Vermischen Sie beides gut. Diesen Brei stellen Sie für etwa fünf Stunden in die Sonne, anschließend streichen Sie ihn durch ein feines Sieb. Reiben Sie diese Tinktur dreimal täglich auf die betroffenen Stellen. Das Pigment wird verblassen, und die Leberflecken verschwinden allmählich. Diese Behandlung ist absolut ungefährlich, Sie sollten sie aber nicht bei plötzlich auftretenden Hautmalen anwenden. Es könnten bösartige Prozesse sein, mit denen Sie sich in jedem Fall in die Behandlung eines Arztes begeben sollten!

Altersflecken

Eine Mixtur aus Apfelessig und Zwiebelsaft ist bei Altersflecken hilfreich.
Zubereitung und Anwendung: Mischen Sie einen Teelöffel Zwiebelsaft mit zwei Teelöffeln Apfelessig. Tragen Sie diese Flüssigkeit immer abends auf, sie sollte über Nacht einwirken. Nach längerer und vor allem regelmäßiger Anwendung verblassen die braunen Flecken.

Haarpflege mit Apfelessig

Apfelessig verschönert als Kosmetikum nicht nur Körper und Haut, sondern hilft auch bei der Haarpflege. Besonders geeignet ist unser Allheilmittel für Problemhaar.

Gegen <u>Kopfjucken</u> mischen Sie einen Teelöffel Apfelessig in ein Glas Wasser. Tauchen Sie den Kamm ein, und kämmen Sie Strähne für Strähne durch, bis Haare und Kopfhaut getränkt sind. Lassen Sie das Haar anschließend an der Luft trocknen.

<u>Stumpfes und farbloses Haar</u> wird wieder glänzend, wenn Sie es nach dem Waschen mit purem Apfelessig spülen. Das Nachspülen mit Apfelessig verhindert zudem schnelles Nachfetten, das Haar bleibt frisch und duftig.
Auch eine Kräuterspülung kann Ihr Haar zum Glänzen bringen. Übergießen Sie zwei Eßlöffel getrocknete, kleingeschnittene Klettenwurzeln mit 100 Milliliter kochendem Wasser. Lassen Sie den Sud 15 Minuten ziehen, seihen Sie ihn dann ab, und mischen Sie ihn mit 60 Milliliter Apfelessig. Gießen Sie nach der Haarwäsche die Kräuterspülung über die Haare, spülen Sie nicht mehr nach, sondern frottieren Sie ganz normal ab.

Speziell für <u>blondes Haar</u> eignet sich eine Kamillen-Apfelessig-Spülung.
Zubereitung und Anwendung: In einem Liter Wasser bringen Sie je eine Handvoll Kamillenblüten, Schafgarbeblüten und Schaf-

garbeblätter zum Kochen. Nach sieben Minuten nehmen Sie den Topf vom Herd und lassen die Flüssigkeit zwei Stunden ziehen. Anschließend geben Sie einen Liter Apfelessig zu. Füllen Sie die Mischung in Flaschen ab. Nach 24 Stunden ist die Spülung fertig. Nach jeder Haarwäsche geben Sie einen viertel Liter in das letzte Spülwasser.

Einem Ergrauen der Haare können Sie entgegenwirken, indem Sie sie mit einer Mischung aus einem Drittel Apfelessig und zwei Dritteln warmem Wasser waschen. Nicht nachspülen! Eine andere Möglichkeit ist das regelmäßige Einreiben Ihrer Haare mit reinem Apfelessig.

Machen Sie sich nicht gleich Sorgen, wenn Ihnen einige Haare ausfallen. Eine gewisse Anzahl ist jeden Tag normal, und im Herbst, im Frühjahr oder während einer Schwangerschaft können es auch mal mehr sein. Trinken Sie zu den Mahlzeiten ein Glas Apfelessigwasser. Das reguliert den Stoffwechsel, Mineralstoffmängel werden ausgeglichen, und der Haarwuchs kann sich stabilisieren.

Gegen Schuppen kann unverdünnter Apfelessig sehr hilfreich sein. Weichen Sie Ihre Haare etwa eine Stunde vor dem Haarewaschen mit Apfelessig ein, umwickeln Sie das Haar mit einem Handtuch, und lassen Sie diese Essigpackung einwirken. Danach wie gewohnt waschen. Auch eine Holunder-Apfelessig-Spülung hilft.

Zubereitung und Anwendung: Kochen Sie vier Handvoll Holunderblüten in einem Liter Wasser auf, und lassen Sie die Mischung zehn Minuten ziehen. Nach einer Stunde seihen Sie die Flüssigkeit ab. Gießen Sie sie nun mit einem Liter Apfelessig auf. Nach dem Abfüllen in Flaschen sollten diese 24 Stunden ruhen. Nach jeder Haarwäsche setzen Sie dem letzten Spülwasser einen viertel Liter dieser Mischung zu.

Auch <u>Haarfestiger</u> können Sie aus Apfelessig herstellen.
Zubereitung und Anwendung: Erwärmen Sie 250 Milliliter destilliertes Wasser, lösen Sie darin einen Eßlöffel Honig auf, und geben Sie einen Teelöffel Apfelessig zu. Verteilen Sie diesen Haarfestiger im gut frottierten, aber noch feuchten Haar.

Möchten Sie Ihre <u>Haare aufhellen</u>? Dann nehmen Sie 250 Milliliter Kamillenblütensud und geben ihm den Apfelessig und den Honig zu. Verteilen Sie diese Mischung nach dem Waschen im feuchten Haar.

Für eine <u>Rottönung</u> lösen Sie einen Eßlöffel Henna in 250 Milliliter destilliertem Wasser. Lassen Sie die Mischung zehn Minuten leicht kochen, und geben Sie dann erst den Honig und den Apfelessig zu. Verteilen Sie diese Flüssigkeit nach dem Waschen im noch feuchten Haar.

Für alle Haartypen eignet sich der Birken-Lavendel-Apfelessig. Er wirkt <u>kräftigend und belebt</u> die Haare.

Zubereitung und Anwendung: Füllen Sie je einen Eßlöffel getrocknete Birkenblätter und Lavendelblüten in eine enghalsige Flasche, und gießen Sie mit einem Liter Apfelessig auf. Lassen Sie die Flüssigkeit etwa eine Woche gut verschlossen ziehen, anschließend seihen Sie sie ab und geben ein paar Tropfen ätherisches Lavendelöl zu.

Für eine Anwendung sollten Sie einen Teil Birken-Lavendel-Apfelessig mit zwei Teilen Wasser verdünnen. Massieren Sie die Lösung nach jeder Haarwäsche in Ihre Haare und die Kopfhaut ein. Nicht ausspülen!

<u>Fliegendes Haar</u> kann sehr unangenehm sein. Eine Bierspülung schafft hier Abhilfe.

Zubereitung und Anwendung: Mischen Sie 150 Milliliter Apfelessig mit einem Liter hellem Bier und füllen Sie alles in eine Flasche ab. Sie können diese Spülung unverdünnt verwenden. Tränken Sie Ihre Haare und die Kopfhaut richtig durch, nach fünf Minuten Einwirkzeit frottieren Sie Ihr Haar trocken. Sobald Ihre Haare vollkommen trocken sind, verschwindet auch der Biergeruch. Am wirkungsvollsten ist dafür übrigens abgestandenes Bier.

Mundpflege mit Apfelessig

Wenn Sie unter <u>unangenehmem Mundgeruch</u> leiden, sollte Sie morgens nach dem Aufstehen mit einer Mischung aus einem Teelöffel Apfelessig in einem Glas Wasser spülen.

Sind Ihre <u>Zähne verfärbt</u>, dann geben Sie einen Teelöffel Apfelessig in Ihr Zahnputzwasser. Sie sollten den Mund nach dem Zähneputzen etwa zwei Minuten lang damit spülen.

Handpflege mit Apfelessig

Gepflegte Hände und Fingernägel gehören in jedem Fall zu einem guten Gesamtaussehen. Auch hier kann Apfelessig helfen.

<u>Rissige Hände</u> sind unangenehm und schmerzhaft. Mischen Sie Olivenöl und Apfelessig zu gleichen Teilen, so erhalten Sie ein glättendes Hautöl für Ihre Pflege. Reiben Sie nach jedem Händewaschen und vor dem Bettgehen Ihre Hände damit ein, dann wird die Haut wieder glatter und geschmeidig.

<u>Brüchige und abbrechende Fingernägel</u> sind oft ein Zeichen für einen Mangel an Mineralstoffen wie Calcium, Natrium und auch Kieselsäure. Trinken Sie morgens regelmäßig Apfelessigwasser, um diesen Mangel zu beheben. Eine Kur sollte mindestens sechs Wochen dauern. Kräftigen Sie Ihre Fingernägel außerdem durch regelmäßige Handbäder in unverdünntem Apfelessig.

Gegen <u>rauhe Hände</u> hilft eine Kleie-Lotion.
Zubereitung und Anwendung: Übergießen Sie eine Handvoll Kleieflocken mit einem halben Liter kochendem Wasser. Decken Sie das Ganze zu, und lassen Sie es über Nacht ziehen. Seihen Sie es am nächsten Tag ab, geben Sie vier Eßlöffel Apfelessig

zu, und rühren Sie gut um. Füllen Sie die Lotion in ein Glas ab. Reiben Sie Ihre Hände häufig damit ein, bis sie wieder glatt und geschmeidig sind.

Durch eine Olivenöl-Lotion wirken Ihre Hände und Fingernägel wesentlich gepflegter und gesünder.
Zubereitung und Anwendung: Mischen Sie je drei Teelöffel Olivenöl und Apfelessig mit einem Eigelb. Diese Mischung füllen Sie in eine kleine Flasche ab. Tragen Sie sie mehrmals wöchentlich auf Nägel und Nagelhaut auf. Lassen Sie dabei zunächst die erste Schicht antrocknen, und pinseln Sie dann noch einmal darüber.

Fußpflege mit Apfelessig

Unangenehmem Schweißgeruch der Füße begegnen Sie am besten mit einem Essigfußbad. Mischen Sie einen Teil Apfelessig mit zwei Teilen Wasser, und baden Sie Ihre Füße darin.

Schwielen, Hühneraugen und verhornte Stellen können Sie mit einem Apfelessig-Umschlag behandeln. Zuerst baden Sie Ihre Füße zehn Minuten in einem warmen Seifenwasser. Nach dem Abtrocknen tauchen Sie ein Tuch in reinen Apfelessig und legen es auf die betroffene Stelle. Am besten ziehen Sie nun Baumwollsocken darüber, so kann die Flüssigkeit über Nacht einziehen. Wiederholen Sie den Vorgang, bis die Hornhaut verschwunden ist.

7. Apfelessig zum Entschlacken und Abnehmen

Eine Schlankheitskur verlangt jedem Menschen enorme Disziplin ab. Um auf Dauer Erfolg zu haben, müssen Sie das Übel an der Wurzel packen – das heißt Ihre Eßgewohnheiten ändern. Sie sollten sich klarmachen, was Sie Ihrem Körper mit falscher Ernährung antun. Wir essen zuviel, zu salzig und zu fettreich. Wichtig beim Abnehmen sind vor allem maßvolles Essen und ausreichend Bewegung an der frischen Luft. Und natürlich – der Apfelessig!

Apfelessig allein wird keine Gewichtsreduzierung bewirken. Haben Sie sich das Abnehmen aber fest vorgenommen, so kann er Ihre Diät wirkungsvoll unterstützen, denn Apfelessig

- regt den Stoffwechsel an,
- unterstützt den Fettabbau,
- wirkt entschlackend,
- entwässert,
- fördert die Verdauung,
- dient als Appetitzügler,
- verringert die Lust auf Süßigkeiten.

Zwei wichtige Diättricks

1. Trinken Sie während der gesamten Zeit der Gewichtsreduzierung, also über einen längeren Zeitraum, zu jeder Mahlzeit langsam ein Glas Wasser mit jeweils zwei Teelöffeln Apfelessig. Das zügelt auch den Appetit während des Essens.

2. Haben Sie Ihr Sollgewicht erreicht, trinken Sie weiterhin morgens ein Glas Apfelessigwasser: Dieser Drink wird Ihre Verdauung fördern und zugleich Ihr Wohlbefinden steigern.

Eine tolle Kombination: Apfelessig und Honig

Es ist nicht allein der Apfelessig mit seinen Inhaltsstoffen, der Gutes bewirkt. Auch die Kombination von Apfelessig und Honig tut Wunder. Honig mildert nicht nur den säuerlichen Geschmack des Apfelessigs, sondern er ist selbst reich an Vitaminen, Spurenelementen, Mineralstoffen, Enzymen und antibakteriellen Substanzen.

Blütennektar ist der Grundstoff des Honigs. Der Nektar wiederum besteht zum größten Teil aus Zucker. Und Zucker ist neben der Stärke oder Mehrfachzucker der wichtigste Energielieferant für unseren Körper. Normaler Zucker (Saccharose), wie wir ihn im Haushalt verwenden, muß von unseren Verdauungsorganen erst einmal in Einfachzucker (Glukose und Fruktose) aufgespalten werden. Denn nur so kann ihn der Organismus verwerten. Genau diese Aufspaltung ist beim Honig schon geschehen. Haben die Bienen den Blütennektar gesammelt, so wird in ihrem Honigmagen der darin enthaltene Zucker mit speziellen Enzymen in Traubenzucker und Fruchtzucker umgewandelt. Die Bienen übernehmen also einen Teil unserer Verdauungsarbeit – und genau das macht den Honig so gut verträglich. Unser Körper kann die Energie direkt aufnehmen.

Essen Sie bei Erschöpfung einen Löffel Honig. Sie werden schon nach kurzer Zeit bemerken, daß Sie sich erfrischt fühlen und mit neuer Tatenkraft ans Werk gehen können.

Entschlackungskur
Unterstützend zu einer Entschlackungs- oder Fastenkur sollten Sie jeden Morgen ein Glas Apfelessig-Honig-Wasser trinken. Das unterstützt nicht nur die Ausscheidungsorgane wie Darm, Lunge, Nieren und Haut sehr wirksam, sondern auch die giftigen Abfallprodukte und die Schlacken werden dadurch aus dem Körper entfernt.

■ Wenn Sie sich zu einer Entschlackungskur entschließen, sollten Sie für zwei Tage ganz auf feste Nahrung verzichten: Das säubert den gesamten Organismus und beugt zugleich einem Mineralstoff- und Kaliummangel während der Fastenzeit vor.

■ Trinken Sie dünne Früchte- und Kräutertees, Mineralwasser oder Gemüsebrühe. Zusätzlich nehmen Sie dreimal täglich das Apfelessig-Honig-Wasser zu sich. Nach den Fastentagen müssen Sie die Ernährung sehr langsam wieder aufbauen.

- Durch eine Melassekur stärken Sie zugleich die körpereigene Abwehr. Sie hilft bei Stoffwechselstörungen und den eventuell daraus entstehenden Krankheiten.
Zubereitung und Anwendung: Geben Sie in ein Glas lauwarmes Wasser einen gehäuften Teelöffel schwarze Melasse, einen Teelöffel Honig und zwei Eßlöffel Apfelessig. Rühren Sie die Zutaten gut durch, und trinken Sie ein Glas davon dreimal täglich.

- Beim Abnehmen entsteht durch die Nahrungsumstellung oft lästiger Körpergeruch. Reiben Sie Ihre Achselhöhlen mit Apfelessig ein.

- Während einer Fastenkur kann es auch zu Mundgeruch kommen: Dem beugen Sie vor, indem Sie während der Kur mit Apfelessigwasser gurgeln. Das säubert die Zunge übrigens auch von dem Belag, der beim Fasten oft auftritt.

Schluß

Die Vorzüge des Apfelessigs sind mittlerweile unbestritten. Mit diesem einfachen Lebensmittel, das seit jeher in unseren Küchen steht, läßt sich – wie bereits gezeigt – wesentlich mehr machen, als nur den Geschmack eines Salatdressings zu verfeinern. Die vielfältigen Vorteile des Apfelessigs sind dabei nicht zu übersehen:

- Er ist eine natürliche Substanz, die keine künstlichen Zusatzstoffe enthält.
- Er ist verhältnismäßig preisgünstig.
- Er kann in der eigenen Küche hergestellt werden.

Geht es Ihnen darum, bei leichten gesundheitlichen Beschwerden nicht gleich zu chemischen Pharmazeutika greifen zu müssen? Oder sind Sie es leid, für Ihre Schönheitspflege der Kosmetikindustrie Ihr so teuer verdientes Geld in den Rachen zu werfen? In beiden Fällen ist der Apfelessig mit seinen vielfältigen Anwendungsmöglichkeiten eine ausgesprochen wirkungsvolle Alternative. Zudem greifen Sie damit auf ein Wissen zurück, über das die Menschheit bereits seit langer Zeit verfügt und das nur zwischenzeitlich in Vergessenheit geraten war. Sie knüpfen also an eine lange Tradition an, wenn Sie sich dazu entschließen, die heilende und verschönernde Wirkung des Apfelessigs auch für sich und Ihre Familie zu nutzen.

Erlauben Sie mir am Ende trotzdem noch einen wichtigen Hinweis: Wenn Sie oder Ihre Kinder über gesundheitliche Beschwerden klagen, klären Sie die Ursachen dafür in jedem Fall zuerst mit Ihrem Arzt oder Ihrer Ärztin ab. Folgen Sie deren Empfehlungen, und informieren Sie sie auch über Ihre Eigentherapie mit Apfelessig. Denn: Erst der sorgsame und vernünftige Umgang mit heilenden Substanzen gewährleistet deren Erfolg. Und das trifft in jedem Fall auch auf den Apfelessig zu.

Bezugsadressen für Apfelessig

Voelkel KG
Pevestorf 23
29478 Höhbeck
Tel.: 0 58 46/9 50 - 0
Fax: 0 58 46/9 50 - 50

Friedrich Feldmann GmbH &
Co. KG
Bannwaldallee 40
76185 Karlsruhe
Tel.: 07 21/5 59 95 - 0
Fax: 07 21/5 59 95 - 27

Rich. Hengstenberg GmbH &
Co. KG
Postfach 2 29
73726 Esslingen
Tel.: 07 11/39 29 - 0
Fax: 07 11/39 29 - 2 30

Fr. Kaufmann GmbH & Co.
Fritz-Kaufmann-Str. 2 - 6
73056 Ebersbach/Fils
Tel.: 0 71 63/1 62 - 0
Fax: 0 71 63/1 62 - 40

Kriegl Essig
Marktplatz 24
94431 Pilsting
Tel.: 0 99 53/93 13 - 0
Fax: 0 99 53/93 13 - 50

Carl Kühne KG
Postfach 50 09 09
22709 Hamburg
Tel.: 0 40/8 53 05 - 0
Fax: 0 40/8 53 05 - 2 35

Melita Essigfabrik
Gebr. Weymar oHG
Postfach 19 19
61287 Bad Homburg
Tel.: 0 61 72/8 46 21
Fax: 0 61 72/8 61 17

Johs. Oswaldowski GmbH
Postfach 54 04 44
22504 Hamburg
Tel.: 0 40/5 47 77 40
Fax: 0 40/5 40 66 56